ART DE SOIGNER LES MALADES.

ART

DE

SOIGNER LES MALADES

OU

TRAITÉ

DES CONNAISSANCES NÉCESSAIRES AUX PERSONNES QUI
VEULENT DONNER DES SOINS AUX MALADES :

OUVRAGE UTILE A TOUTES LES CLASSES DE LA SOCIÉTÉ,

Par le Docteur Louis Bertrand.

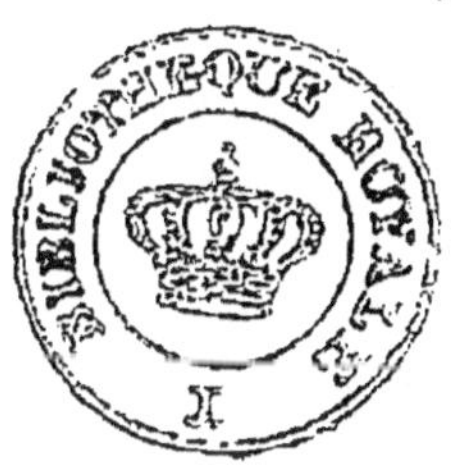

PARIS

A LA LIBRAIRIE DE FORTIN-MASSON ET Cᵉ,
Place de l'École-de-Médecine, 1.

MÊME MAISON, CHEZ L. MICHELSEN, A LEIPZIG.

CHEZ H. VRAYET DE SURCY ET Cᵉ, IMPRIMEURS-LIBRAIRES,
rue de Sèvres, 37-39.

A CHALONS-SUR-MARNE, CHEZ L'AUTEUR.

1844.

A Dieu

Et à l'humanité souffrante.

PRÉFACE.

Comme son titre l'indique, *Art de soigner les Malades*, le livre que je publie a pour but d'enseigner l'art ou la manière de soigner les malades. Je dis soigner et non traiter. Traiter un malade, — c'est reconnaître la nature de sa maladie et prescrire des remèdes propres à la combattre. Le soigner, — c'est le garder, l'assister dans ses besoins, et faire sur lui l'application du traitement prescrit. Traiter un malade est le droit du médecin : le soigner est le devoir de ses parents, de ses amis, des garde-malades enfin.

Depuis que j'exerce la médecine, j'ai tous les jours senti le besoin d'un livre à l'usage du monde, qui exposât clairement et brièvement tous les préceptes propres à diriger la conduite des personnes préposées auprès des malades pour les soigner. J'ai pensé qu'un tel livre, s'il était aussi complet qu'il peut l'être, serait tout à la fois utile aux médecins et aux malades : — aux médecins, en ce qu'il les dispenserait de répéter, tous les jours et chez tous leurs malades, les mêmes choses concernant la préparation et l'administration des remèdes internes et externes, les soins à donner, les mille précautions à prendre, etc... — aux malades, en ce qu'ils auraient auprès d'eux des personnes intelligentes, instruites et capables sous tous les rapports d'aider les médecins dans le traitement des maladies.

Pour composer ce livre, j'ai fait appel à toutes les lumières, j'ai puisé dans tous les ouvrages de médecine qui ont pu me donner d'utiles préceptes, de sages avis, de précieux conseils confirmés par l'expérience. Aussi souvent que je l'ai pu, j'ai fait parler les auteurs eux-mêmes, aimant mieux conserver leur parole tout originale que la travestir par une construction de phrases nouvelles.

J'ai pris le malade dès l'invasion de la maladie, et, le suivant à travers les douleurs, les crises, les phénomènes naturels, les accidents imprévus, je ne l'ai quitté qu'à la guérison parfaite ou à la mort.

J'ai disposé mes matériaux selon l'ordre naturel des besoins du malade. Ainsi, après avoir prouvé l'existence et l'utilité de la médecine comme science et comme art, dans une série de chapitres particuliers, j'ai parlé — des qualités et du choix du médecin, du pharmacien, et du garde-malade, — de la disposition de la chambre et du lit destinés au malade, — de la préparation des tisanes, injections, bains généraux et locaux, fomentations, cataplasmes, sinapismes, — de l'application des sangsues, — du pansement des vésicatoires, cautères, sétons, — de la conduite du garde-malade envers lui-même, envers les médecins, envers le malade et, eu égard aux phénomènes des maladies, — de l'administration des médicaments. Ici s'arrêtent les besoins de la plupart des maladies. Passant aux cas les plus graves, se présentaient à moi les consultations médicales et les secours religieux, sujets graves, délicats que je n'osais presque aborder. Les maladies, se terminant toujours par la guérison ou par la mort, — la convalescence, la préparation et l'administration des aliments, — les signes de la mort, la conduite à tenir en cas de mort apparente, ont été traités en second lieu. Enfin, j'ai terminé par les spécialités telles que : — les soins particuliers relatifs aux femmes en couches et aux enfants nouveau-nés, — les précautions à prendre pour se préserver des maladies contagieuses, — et les premiers secours à donner dans les maladies et accidents imprévus qui menacent immédiatement la vie.

Dans tout le cours de cet ouvrage, je me suis sévèrement abstenu de décrire les maladies et d'indiquer des remèdes propres à les combattre. Que personne donc ne me lise dans le but de se traiter soi-même. Je crois avec tous les hommes sages, et je dis avec le judicieux Debreyne, « que toute médecine populaire, quelque populaire et facile qu'elle paraisse, est généralement plus nuisible qu'utile. La raison en est que les gens du monde, quels qu'ils soient, savants, physiciens ou prêtres, en font presque toujours des applications intempestives, fausses ou dangereuses. »

La rédaction de ce livre m'a présenté quelques difficultés. Ecrivant pour le monde, pour ceux qui n'ont aucune connaissance des termes employés par le langage médical, j'étais arrêté, à chaque instant, par des mots techniques, qui n'auraient pas été compris de la plupart des personnes qui voudront bien me lire ; et notre langue, cependant si riche et si flexible, ne m'offrait pas toujours des équivalents capables de peindre fidèlement ma pensée, en sorte que souvent je me suis trouvé dans la nécessité de faire des répétitions peu harmonieuses pour la forme, mais qu'on voudra bien me passer, je l'espère, pour la clarté du fond.

INTRODUCTION.

La sainte Écriture nous apprend que Dieu avait
créé l'homme immortel et parfaitement heureux ;
par conséquent exempt de misères et à l'abri de
maladies.

Mais l'homme ne sut pas se maintenir dans cet
état de béatitude, il désobéit à Dieu , — et Dieu
le punit : il fut assujetti à l'ignorance, aux passions déréglées, à toutes les misères de la vie, à
la maladie et à la mort.

Mais Dieu, essentiellement bon, ne voulant
pas que l'homme mourût chaque fois que par
ignorance, imprudence ou passion, il violerait
une ou plusieurs des lois physiques et physiolo-
giques qui régissent son organisation , commit à
sa garde un instinct puissant, inné, l'instinct de
conservation, qui lui apprend à fuir la douleur

et le danger, et à chercher les moyens capables de rétablir l'harmonie de ses fonctions quand elle est rompue, de guérir ses maladies.

Dans les premiers temps, chaque individu, lorsqu'il était malade, se guérissait lui-même ou était soigné par ses proches. Les maladies étaient simples, franches, et guérissaient facilement : mille venins, enfants du libertinage, n'avaient pas encore empoisonné les organisations primitives. De mauvaises cabanes préservant mal du froid et de l'humidité, des aliments indigestes ou mal préparés, occasionnaient sans doute quelques fièvres, qu'un peu de chaleur, de repos, la diète et l'eau guérissaient promptement, tant devait alors être puissante la force médicatrice.

Que l'homme est changé! que l'homme d'aujourd'hui est différent de l'homme d'alors! — Autrefois, quelle longévité, quelle force, quelle stature! on vivait de sept à huit cents ans : à peine trouve-t-on maintenant un centenaire. La dégénérescence de l'homme est telle que sa vie, terme moyen, n'est plus que de ving-cinq à trente ans.

Parcourez le Musée de l'artillerie, examinez les diverses armures que l'histoire semble y avoir conservées tout exprès pour montrer aux générations présentes et à venir la marche progressive de la décadence humaine, et vous vous demanderez si nos ancêtres pouvaient réellement manier des armes aussi formidables, et se couvrir d'armures aussi monstrueuses.

Chaque soldat romain, dit Cicéron, portait du blé pour plus de quinze jours, sept pieux, tout ce qui était nécessaire à son usage, tout ce qu'il fallait pour se fortifier ; son épée, son javelot et sa flèche étaient d'une pesanteur double des armes ordinaires : ainsi chargé, il faisait vingt milles en cinq heures, courait et sautait les fossés. Nos soldats, malgré leur courage et leur admirable bravoure, pourraient-ils en faire autant ?

La géologie, cette science toute moderne, venue pour prouver Dieu et l'Écriture sainte, en creusant les montagnes, en fouillant les vallées, en interrogeant les mers, les fleuves, les volcans, etc., trouve des squelettes humains qui, comparés entre eux, pourraient préciser le siècle qui les a vus naître, tant est progressive leur diminution en longueur, en largeur et en épaisseur.

De tout temps, les philosophes et les médecins ont cherché la cause de l'abâtardissement du genre humain. Ne trouvant rien de changé ni dans la nature du sol, ni dans les qualités eudiométriques de l'atmosphère ; les planètes parcou-

1.

rant toujours les mêmes orbites depuis que le doigt de Dieu en a tracé le cours, — ils ont étudié l'homme, et alors l'observation et l'expérience leur ont démontré que la cause du dépérissement de l'homme était tout entière dans l'homme lui-même. Ils ont reconnu qu'en se livrant à ses passions et aux excès en tous genres, l'homme énervait et altérait sa constitution ; que des pères et mères faibles engendraient des enfants plus faibles encore, qui, élevés d'après les règles de nos préjugés et de nos passions, ou mouraient dès leur naissance, ou parvenaient à un âge de moins en moins avancé, les uns assez bien conformés, les autres rachitiques et difformes.

« Il serait aussi déraisonnable, dit Buchan, d'attendre une riche moisson d'un terrain stérile, que d'espérer des enfants forts et robustes de parents dont la constitution a été altérée par l'intempérance et la maladie. »

Jean-Jacques Rousseau observe également que c'est de la constitution des mères que dépend celle des enfants. Il ne faut que jeter les yeux sur le plus grand nombre des femmes pour cesser d'être surpris que la maladie et la mort soient si communes parmi les enfants.

« Si, à la délicatesse des mères, dit encore Buchan, vous ajoutez l'intempérance des pères, vous aurez une nouvelle raison de regarder la mauvaise constitution des parents comme la source de la mauvaise santé des enfants. Une constitution maladive peut être originairement due, soit à des fatigues excessives, soit à l'intempérance ; mais elle l'est presque toujours à cette dernière cause. Il est impossible que les excès ne détruisent à la longue la meilleure constitution. »

Si les législateurs de Sparte, d'Athènes et de l'ancienne Rome, étaient trop sévères sur le mariage, il faut convenir que maintenant on ne l'est plus assez. Ces anciennes républiques, pauvres et toujours en guerre, n'avaient besoin, il est vrai, que d'hommes forts, courageux, car tous étaient soldats. [1] — Aujourd'hui, la loi laisse les familles ou les individus juges absolus des questions de santé relatives au mariage. On prétend [2] que la société moderne a plus besoin d'intelligence que de vigueur corporelle et que

[1] L'histoire nous apprend que les Lacédémoniens condamnèrent leur roi Archidamus pour avoir épousé une femme faible et trop petite, parce que, lui dirent-ils, au lieu de créer une race de héros, vous mettriez sur le trône une postérité de roitelets.

[2] Eusèbe de Salles, médecine légale. — *Encyclopédie des sciences médicales.*

la faiblesse du corps ne se répète pas nécessairement dans l'esprit. Le vieil adage, *mens sana in corpore sano* (*esprit sain dans un corps sain*), est-il donc oublié ou infirmé? L'observation de tous les siècles mille fois répétée n'a-t-elle pas démontré que c'est d'une union bien assortie, quant au moral et quant au physique, que naissent des enfants forts et bien constitués; et que les grands noms dans les sciences et les familles illustres ne s'éteignent que par la violation de cette loi.

Dans notre siècle de matière, la convenance des rangs et des fortunes fait seule les mariages.

Que deux jeunes gens, dans un but de mariage, se laissent aller à cette douce mais forte attraction de deux cœurs vierges, qui se comprennent sans se parler, et s'aiment sans se l'avouer; c'est bien! dira-t-on, vous vous aimez parce que vous vous estimez ; mais de part et d'autre, avez-vous assez d'argent ? On prend votre fortune, on la met sur le plateau de la balance et si elle n'équilibre pas bien juste tel poids fixé d'avance par l'ambition et l'égoïsme, on prononce sans pitié qu'on ne consentira jamais à un pareil mariage, que ce serait un scandale affreux : et tout cela pour votre bonheur ; comme si l'or seul rendait heureux ! Il en est parmi les jeunes gens dont l'âme est si infiltrée de boue, qu'ils ne refuseraient pas d'épouser des cancéreuses, pourvu qu'au lieu de santé, de beauté et de vertu, on leur donnât de l'or.

« Je suis toujours affligé, dit Buchan [1], quand je vois un bien aussi précieux sacrifié dans une alliance avec l'infirmité, ou, dans d'autres termes, la jeunesse et la beauté livrées entre les bras glacés de la vieillesse. L'infortune est la conséquence inévitable de semblables mariages; mais je crains bien que mes remontrances n'aient que peu d'effet pour arrêter le mauvais usage de l'autorité paternelle, ou pour dessiller les yeux de la femme qui court aveuglément à sa ruine certaine, lorsqu'elle se laisse éblouir par l'éclat des richesses, ou charmer par l'idée d'un vain titre. »

« Une personne attaquée d'une maladie incurable, ajoute. le même auteur, ne doit point se marier, parce que le mariage, non-seulement abrége ses jours, mais encore fait que cette maladie se transmet aux enfants. Le peu d'attention que l'on apporte communément aux alliances qui ne doivent finir qu'avec la vie, détruit plus de

[1] Buchan. *Le Conservateur de la santé des mères et des enfants,* traduit de l'anglais, par Thomas Duverne de Praile.

familles que ne pourraient le faire la peste, la famine ou la guerre. »

Une cause encore puissante à détruire la constitution des enfants, est de les envoyer trop jeunes aux écoles : l'application prématurée, en énervant une organisation faite pour le mouvement, affaiblit les facultés intellectuelles, au point d'inspirer pour l'étude une aversion qui parfois se conserve toute la vie. Van Swieten, Boerhaave et de Haller disent avoir vu des enfants, qui donnaient les plus belles espérances, non-seulement devenir *stupides* pour toute leur vie par la conduite absurde de leurs maîtres, mais encore tomber dans une *épilepsie* incurable.

« L'intention de la nature, dit J.-J. Rousseau (*Émile, ou de l'éducation*), est que le corps se fortifie avant que l'esprit s'exerce. Les enfants sont toujours en mouvement, le repos et la réflexion sont l'aversion de leur âge : une vie appliquée et sédentaire les empêche de croître et de profiter : leur esprit ni leur corps ne peuvent supporter la contrainte ; sans cesse enfermés dans une chambre avec des livres, ils perdent toute leur vigueur ; ils deviennent délicats, faibles, malsains, plutôt hébétés que raisonnables, et l'âme se sent toute la vie du dépérissement du corps. »

On ne se contente pas d'envoyer les enfants
aux écoles où le maître les tient immobiles
pendant des heures entières : oubliant qu'à
l'exemple des animaux qui sautent et bondissent
au milieu de la joie la plus vive, les enfants
témoignent par leur instinctive indocilité qu'ils
ont besoin d'en faire autant, — on les fait encore étudier à la maison. — Séduits par quelque
précocité intellectuelle, enorgueillis de la gloire
immortelle que des succès littéraires vont donner
à leurs noms, avides de les faire entrer dans
le corps de la noblesse intellectuelle, terrible
noblesse que l'or ne peut acheter, dont on n'hé-
rite point comme d'un parchemin, et qui n'appartient qu'au génie et au travail, — les parents
ne cessent de les stimuler par tous les moyens
possibles. — « Quand on a ainsi fatigué le cer-
veau, dit Richard (de Nancy) [1], le système nerveux tout entier fléchit, la santé se détériore,
et l'intelligence qui avait brillé d'un si vif éclat,
s'éteint comme une fleur qui s'épanouit et meurt
presqu'au même instant. — Dans de telles conditions, beaucoup d'enfants meurent de six à huit
ans, d'autres grandissent, mais faibles de corps,

[1] Richard (de Nancy), *Traité sur l'éducation physique
des enfants.* Paris, 1843.

les nerfs en désordre , sujets aux mauvaises digestions, aux affections tristes et aux formes pro-
téaniques des maladies nerveuses ; d'autres
enfin , toujours les premiers dans les classes , ne
montrent dans l'âge adulte qu'un esprit médiocre,
et deviennent les humbles compagnons de ceux
que, dans leur enfance, ils avaient laissés bien
loin d'eux. »

Ces courtes réflexions suffisent, je crois, pour
prouver que le genre humain , malade par ori-
gine , malade par ses passions, ira s'abâtardissant
toujours .de plus en plus; car, je ne pense pas,
malgré tout ce qu'on a pu et tout ce qu'on
pourra dire, qu'on se convertisse jamais à la tempérance [1] et à l'exercice , les deux vrais médecins
de l'homme.

[1] A l'exemple d'Hippocrate, par tempérance , je veux
dire non-seulement modération dans le boire et le manger, mais modération dans tout.

CHAPITRE PREMIER.

L'homme, ne pouvant éviter les maladies auxquelles il est condamné dès sa naissance, et dont volontairement il augmente le nombre et par ses excès et par ses passions, la Providence a multiplié, prodigué autour de lui des moyens ayant vertu et pouvoir de guérison. Ces moyens sont donnés par la terre, qui les renferme tous dans son sein. [1]

De temps immémorial, des hommes se sont spécialement occupés de la recherche des remèdes, et ont étudié, soit par l'observation, soit par l'expérience, les maladies qu'ils pouvaient guérir. La science médicale a, pour ainsi dire, été créée par

---

[1] « C'est le Très-Haut qui a produit de la terre tout ce qui guérit ; et l'homme sage n'en aura point d'éloignement. » Chap. 38, v. 4, *Ecclésiastique* : Sainte Bible, traduction sur la Vulgate par Le Maistre de Sacy.

Dieu lui-même. [1] L'homme l'a trouvée par le raisonnement ; et les animaux eux-mêmes, qui ont reçu du Créateur un instinct de beaucoup supérieur à celui de l'homme, semblent investis de la faculté de connaître ou certaines plantes, ou quelques autres moyens curatifs pour l'entretien de leur santé.

L'art qui a pour objet de rendre la santé aux corps malades est, sans contredit, le premier des arts utiles. A quoi les richesses serviront-elles à l'homme, si l'état de souffrances ou d'infirmités le prive des jouissances qu'elles peuvent procurer ? A quoi servent l'énergie du courage et les talents de l'esprit dans un corps malade ou valétudinaire ? Sans la santé, tous les biens terrestres ne sont rien. L'art qui a pour objet de préserver des maladies, ou de détruire celles dont l'homme peut être atteint, doit donc, à juste titre, être regardé comme le premier des arts, et la science médicale comme la plus nécessaire de toutes les sciences humaines. [2]

[1] « Toute médecine vient de Dieu, et elle recevra des présents du roi. » *Ecclésiast.*, chap. 38, v. 2.

« Dieu a fait connaître aux hommes la vertu des plantes. Le Très-Haut leur en a donné la science, afin qu'ils l'honorassent dans ses merveilles. » *Ecclésiast.*, chap. 38, v. 6.

[2] « Honorez le médecin à cause de la nécessité ; car c'est

Quand un individu a le malheur de tomber malade, que doit-il faire? — Appeler aussitôt à son secours un médecin, ou la science médicale représentée par le médecin.

Qu'est-ce donc qu'un médecin?

Légalement parlant, c'est un homme à qui une faculté de médecine a accordé, après cinq examens et une thèse, le droit d'enseigner et de pratiquer la médecine.

Scientifiquement parlant, le médecin est un interprète et un ministre de la nature.

Socialement parlant, le médecin est un prêtre de l'humanité.

Dans tous les siècles ont apparu des hommes qui, en toutes circonstances, ont cru devoir se moquer des médecins, disant que la médecine n'était pas une science, mais un tissu d'erreurs et d'hypothèses. Ces grands esprits ont été jusqu'à dire que la médecine était plus nuisible à la société qu'utile; et ils l'ont considérée comme un art dangereux pour l'espèce humaine, plus dangereux même que la peste, que la guerre et les épidémies les plus meurtrières.

Je ne pense pas qu'on puisse soutenir aujour-

le Très-Haut qui l'a créé. » *Ecclésiastique*, chap. 38, v. 1.

« Que le médecin ne vous quitte point, parce que son art vous est nécessaire. » *Ecclésiast.*, chap. 38, v. 12.

d'hui que la médecine n'est pas une science :
autrefois il pouvait en être ainsi ; mais depuis
Hippocrate, qui en est le véritable père, la médecine est constituée science, et même science
exacte. *Exemple :* Un individu est-il malade de
la poitrine, — un médecin instruit vous dira l'espèce de maladie ; j'admets que ce soit une pneu-
monie : — il vous dira le nom du poumon
malade, — l'étendue de la maladie, — la cause
qui l'a produite, — si elle est primitive ou secondaire, — si elle est compliquée, — si elle est
franche, — à quelle période elle est arrivée, —
si elle est susceptible de guérison, — quand celle-
ci aura lieu, — de quelle manière elle se fera ; et
il ne se trompera pas ; car le temps ou l'autopsie
sont là pour prouver ce qu'il avance. Viennent
maintenant les moyens à employer pour la guérison : ces moyens varient selon le degré de la maladie, l'âge du malade, sa constitution, le cli-
mat, etc., etc. Je déclare, sans crainte d'être
démenti, que la médecine peut dire tout cela.

Autre exemple. Un médecin est mandé auprès
d'un homme venant d'éprouver ce qu'on appelle
une attaque d'apoplexie ; — il examine le malade,
l'étudie et vous dit : — qu'un vaisseau de tel calibre s'est rompu dans l'encéphale, — qu'il a détruit telle portion de la substance nerveuse, —

que telle autre se trouve comprimée par l'épan-
chement, — que le malade peut ou ne peut
guérir, suivant le degré d'hémorrhagie, — que
la guérison sera plus ou moins prompte, — qu'il
y aura nécessairement paralysie du mouvement
ou du sentiment, — que cette paralysie sera plus
ou moins complète ; — il annonce les changements qui surviendront dans le caractère et l'intelligence du malade, et ajoute que celui-ci,
malgré sa guérison, est exposé à une nouvelle hémorrhagie s'il ne suit un régime des plus sévères.
Qu'une personne ait une fièvre intermittente,
quotidienne ou tierce, peu importe, le médecin
vous prouve que le sulfate de quinine, de bonne
qualité et convenablement administré, prévient
cet accès juste comme il l'avait annoncé. Je pourrais à l'infini multiplier les exemples pour con-
vaincre les plus incrédules que la médecine, telle
qu'elle est de nos jours, et surtout depuis que le
flambeau de l'anatomie pathologique est venu
éclairer quelques points obscurs et préciser ceux
déjà connus, est une science, — une science difficile et compliquée, bien qu'elle ne soit point
aussi positive et aussi précise que les mathéma-
tiques.

Quelques génies ardents et ambitieux, dans le
désir de s'immortaliser, ont voulu reculer les bor-

nes de la science; ils ont cherché à pénétrer les secrets de la nature, et, croyant avoir trouvé les causes premières, les causes occultes et de la santé et de la maladie, — ils ont bâti des hypothèses, — hypothèses soutenues par l'un, détruites par l'autre, reconstruites par l'un, renversées par l'autre, et ainsi de suite. Depuis Hippocrate, qui le premier a posé les vrais fondements de la science médicale, celle-ci n'a fait qu'osciller d'erreurs en erreurs, et elle oscillera toujours tant qu'il se trouvera des esprits téméraires qui voudront pénétrer ce que Dieu s'est réservé à lui seul, c'est-à-dire la connaissance des causes premières de toutes choses. [1] Pourquoi donc l'esprit médical ne veut-il pas se borner? toutes les sciences n'ont-elles pas leur inconnu? Le physicien étudie la lu-

---

[1] « Ne recherchez point ce qui est au-dessus de vous, et ne tâchez point de pénétrer ce qui surpasse vos forces ; mais pensez toujours à ce que Dieu vous a commandé, et n'ayez point la curiosité d'examiner la plupart de ses ouvrages.

« Car vous n'avez que faire de voir de vos yeux ce qui est caché. » *Ecclésiast.*, chap. 3, v. 22 et 23.

« Dieu peut plus faire que l'homme ne peut comprendre. » — *Imitation de J.-C.*, liv. 4, chap. 18, v. 1.

« Plusieurs se sont laissé séduire à leurs fausses opinions, et l'illusion de leur esprit les a retenus dans la vanité et dans le mensonge. » — *Ecclésiast.*, chap. 3, v. 26.

mière, — pose les lois de sa transmission, de sa
vitesse, de sa réflexion, de sa réfraction, — re-
monte à sa source ; — mais ne cherche pas à
connaître la nature intime de ce que nous appe-
lons fluide lumineux. Le chimiste étudie la composition des corps, leur cohésion, leur affinité,
leur manière de se combiner, les lois de leur
combinaison, mais ne s'inquiète pas pourquoi le
potassium a plus d'affinité pour l'oxygène que tel
autre corps, le fer par exemple ; — il ne demande
pas pourquoi tel corps est soluble et tel autre insoluble, — pourquoi celui-ci existe à l'état solide,
tandis que tel autre ne se montre que sous forme
gazeuse, etc. , etc. A Dieu seul appartient la solution de ces questions. [1] — L'esprit humain
est borné, et quoique tous les jours des décou-
vertes de plus en plus merveilleuses annoncent
son ascension vers l'Éternel, il y a cependant un
point qu'il ne franchira jamais, [2] car l'homme
est homme, c'est-à-dire imparfait.

[1] « Celui qui veut approfondir la majesté de Dieu, sera
accablé du poids de sa gloire. » *Sainte Bible,* Prov.,
chap. 25 , v. 27.

[2] « On ne peut pénétrer la profondeur des merveilles du
Créateur. Si les œuvres de Dieu étaient telles que la raison de l'homme les pût aisément comprendre, elles ne seraient plus merveilleuses, et il ne faudrait plus les appeler
ineffables. » *Imit. de J.-C.,* liv. 4, ch. 18, v. 5.

Je ne pense pas qu'on veuille encore contester
l'utilité de la médecine. [1] Rendre l'usage à un
membre fracturé ou luxé, — guérir une colique
intense, — rendre la vision par l'opération de la
cataracte, — réduire une hernie étranglée, —
arrêter une hémorrhagie, — lier une artère di-
visée, — prévenir l'apoplexie par une saignée, —
sauver une femme en travail d'accouchement, —
préserver de la variole par le vaccin, et mille
autres, sont des services que la médecine rend
tous les jours à l'humanité souffrante, et qui donnent à l'âme du vrai médecin ce je ne sais quoi
de bonheur qu'on ne peut exprimer.

Quelques médecins, je le sais, sont plus nuisibles qu'utiles. La loi est-elle responsable de l'i-
gnorance ou de la mauvaise foi de certains magistrats ? faut-il déverser sur l'Évangile l'infamie des
mauvais prêtres ?

Certains esprits forts, j'ai honte de le dire, certains médecins, prétendent que la fatalité seule
préside à la guérison des maladies. Peu importe,
disent-ils, le traitement suivi, peu importe qu'on

---

[1] Sous le nom de médecine, je comprends la médecine
proprement dite et la chirurgie. Dans les facultés, on in-
terroge un aspirant au doctorat sur ces deux sciences
également. Le titre de docteur en médecine signifie donc
maintenant docteur dans l'art de guérir.

se soigne ou qu'on ne se soigne pas,—on guérit,
quand on doit guérir, et l'on meurt, quand on doit
mourir. Invoquer la fatalité pour expliquer les
phénomènes qui tous les jours se passent sous nos
yeux est certes une grande absurdité. [1] Celui
qui a créé l'homme à son image, et dont la volonté suprême s'étend à tout, même aux plus petites choses, puisqu'un cheveu de la tête ne peut
tomber sans sa permission, a sans aucun doute
limité la vie de chacun. « Nul homme, dit Voltaire, [2] ne peut augmenter ni le nombre de ses che-
veux, ni le nombre de ses jours ; ni un médecin, ni
un ange, ne peuvent ajouter une minute aux minutes que l'ordre éternel des choses nous destine
irrévocablement. » Dieu, dont les desseins sont
impénétrables, a ses vues sur chaque homme.
Nous savons que le péché de notre premier père
nous a attiré les misères humaines ; nous savons
aussi que la miséricorde de Dieu nous a donné
les moyens de nous guérir, à charge de recher-
cher ces moyens. Quand Dieu veut frapper un
homme dans le cours de sa vie, il permet un accident, une maladie mortelle par elle-même ou

[1] « Ceux qui ont dit qu'une fatalité aveugle a produit tous
les effets que nous voyons dans le monde, ont dit une
grande absurdité. »

MONTESQUIEU. — *De l'Esprit des lois.*

[2] Voltaire, *Dictionnaire philosophique.*

qui le deviendra par le traitement erroné dirigé pour la combattre. Les médecins ne sont point des êtres tout-puissants par eux-mêmes. Leur science , ils la tiennent de Dieu. Ils ne sont que des instruments dont Dieu se sert pour accomplir sa volonté. « Je le pansay, dit l'illustre et vertueux Ambroise Paré, mais c'est Dieu qui le guarit. »

De toutes les doctrines créées depuis Hippocrate, pour expliquer la cause première ou la nature intime des maladies, quatre seulement ont survécu, après avoir les unes et les autres dominé d'une manière plus ou moins exclusive.

Les uns, pleins de confiance en la sagesse de ce qu'ils appellent la force médicatrice , veulent qu'en se bornant à la diète et à quelques boissons délayantes, on abandonne les maladies à cette force [1]. Les autres, ne pouvant comprendre les maladies sans un principe humoral, sérosité, âcreté de sang, etc., etc., ordonnent de toujours purger le sang : de là les vomitifs, les purgatifs, les hydragogues, les diurétiques, les sudorifiques, etc. ; — d'autres, ne voyant que faiblesse, que relâchement, prescrivent sans cesse les toni-

---

[1] L'hydrothérapie n'a d'autre but, par l'emploi combiné de l'eau froide et des sueurs, que d'exciter la force médicatrice.

ques, quinquina, fer, etc. ; — d'autres enfin,
n'observant que trop de force, que trop de sang,
n'admettent qu'une seule maladie, — l'inflammation qu'ils trouvent partout, — n'établissent
qu'un seul traitement, les sangsues, les saignées,
la diète, les bains et tout le cortége indispensable
des affaiblissants.

Chacune de ces doctrines est soutenue, défendue et suivie par des médecins qui la déclarent
bonne à l'exclusion des autres. Ainsi les purgons
traitent les saigneurs d'assassins, et ceux-ci quali-
fient les premiers d'empoisonneurs.

De ces doctrines cependant est née une autre.
Calme, froide, sans enthousiasme, difficile à juger,
lente à prononcer, la doctrine éclectique prend
dans les autres ce qu'elles ont de bon et rejette
ce qu'elles ont de mauvais : elle se livre à l'observation et à l'expérience ; et reconnaissant qu'il n'y
a pas deux maladies exactement semblables, puisqu'elles diffèrent selon l'âge, le sexe, la constitution, les années, les saisons, les professions, les
climats, etc., repousse tout traitement similaire,
pour en appliquer un variable en qualité et en activité, comme sont variables la nature et la gravité des maladies.

Rien de plus difficile que de juger la nature
d'une maladie, *judicium difficile,* a dit Hippocrate ;

et cependant le jugement d'un médecin est d'une gravité et d'une importance extrêmes ; il porte la vie ou la mort, puisque c'est de lui que découle tout le traitement. Or le jugement, ou, pour mieux dire, la faculté de comparer et de déduire, n'est pas la même chez tous les hommes : comme toutes les facultés intellectuelles, elle est forte chez l'un, faible chez l'autre ; le travail la développe, les passions, les préjugés l'influencent et la faussent. Puisque tout dépend du jugement, il est donc de la plus haute importance de bien choisir le médecin à qui l'on veut confier sa vie. Mais quelle difficulté dans ce choix ! Car, je veux même que celui qui choisit soit homme de bon sens ; a-t-il assez vécu avec ce médecin pour connaître ses mœurs, ses inclinations, son penchant ; l'a-t-il entendu raisonner, et, après tout, est-il capable, avec tout son esprit, de juger d'une profession où l'on ne voit que de l'obscurité ? — Partant des principes posés par Hippocrate et résumés par cette phrase du professeur Cruveilhier [1] : *le médecin doit être homme de science et honnête homme,* — voyons comment il faut se diriger dans le choix d'un médecin.

[1] Cruveilhier, Discours sur les devoirs et la moralité du médecin, prononcé dans la séance publique de la Faculté de médecine de Paris, le 2 novembre 1836.

Le vrai médecin, le médecin qui mérite confiance, est celui qui, à des mœurs pures, à des principes religieux solides, à une connaissance approfondie de son art, à un éclectisme raisonné, — joint du goût, de la passion même pour sa profession, et une sorte d'instinct médical. « Pour être né médecin, dit le professeur Trousseau, il faut être né artiste [1]. »

Un médecin ivrogne ne doit point inspirer de confiance : il se met dans un état d'imbécillité qui l'expose à commettre de graves erreurs dans l'exercice d'un art qui exige une intelligence saine et toujours prête à agir, — jour et nuit et à chaque instant.

Un médecin impudique, qui ne peut brider ses passions, ne respectera ni l'honneur ni la vertu des personnes confiées à ses soins.

Un médecin, joueur de profession, qui a manqué un coup de cartes ou de queue de billard, qui a perdu son argent, ne pense guère, quand il visite son malade, à autre chose qu'au coup fatal

---

[1] « Toute science touche à l'art par quelque point ; tout art a son côté scientifique ; le pire savant est celui qui n'est jamais artiste ; le pire artiste est celui qui n'est jamais savant. » A. Trousseau, Discours de rentrée de la Faculté de médecine de Paris, prononcé le 2 novembre 1842.

qui fait son chagrin et qui occupe son imagination.

Un médecin impie ne pleurera pas les malades qu'il aura perdus par ignorance ou négligence ; il violera les secrets de famille, disposera en sa faveur les esprits faibles, et négligera l'indigent pour ne consacrer ses soins qu'au riche.

Un médecin ignare peut-il ordonner un remède qu'il ne connaît pas, contre une maladie qu'il connaît encore moins ?

Un médecin systématique perdra vingt-cinq malades pour un qu'il aura guéri par sa méthode exclusive.

Un médecin fataliste n'est pour moi qu'un ignorant ou un homme de mauvaise foi, un charlatan. Il n'est pas rare, en effet, de voir l'ignorance se retrancher derrière la fatalité. Dans tous les cas, c'est un homme dangereux. S'il ignore son art, il ne peut ni ne doit le pratiquer ; — s'il le connaît, mais n'y croit pas, c'est un être méprisable qui va de porte en porte jouer la comédie pour le prix d'une visite.

Un médecin sans goût pour sa profession n'aura jamais le désintéressement, la patience, l'abnégation et le courage indispensables pour exercer un art qui tient entre ses mains la vie du genre humain.

Enfin, si le médecin n'est doué de cet instinct, de ce tact qui fait deviner les maladies, comment se prononcera-t-il dans les cas douteux et obscurs ?

Une considération puissante doit encore guider dans le choix d'un médecin : il ne faut éprouver aucune répugnance pour lui. — Dieu, comme on sait, a mis dans le cœur de l'homme un sentiment de sympathie ou d'antipathie qui s'exerce d'homme à homme. Un individu que nous n'avons jamais vu, dont on ne nous a jamais parlé, et duquel nous n'avons la moindre idée, nous plaît à la première vue, et cela, sans que nous puissions expliquer ce sentiment; tel autre, fort estimable d'ailleurs, nous déplaît souverainement. Eh bien ! il faut se sentir entraîner vers son médecin par un sentiment puissant de sympathie qui prépare la confiance. Quel que soit ou le mérite ou la réputation d'un médecin, ne le prenez pas si vous éprouvez une invincible aversion pour lui : votre moral de malade en serait péniblement affecté, et rien de plus puissant que l'action du moral sur l'organisation.

Donnez donc la plus grande attention au choix de votre médecin. — Étudiez-le et pesez ses qualités, comme vous étudiez les qualités et la disposition d'une maison que vous voulez acheter, comme vous discutez les raisons pour et contre d'une importante entreprise. Que les considérations de parent, d'ami, de connaissance, ne vous guident jamais; que l'esprit de coterie ne vous l'impose pas. — Cherchez-le bien ; et, une fois trouvé, — que la confiance la plus illimitée lui soit accordée : il est votre médecin, il doit veiller à votre conservation, — qu'il soit votre meilleur ami.

CHAPITRE II.

DU PHARMACIEN.

Le malade a trouvé un bon médecin : celui-ci, après avoir étudié sa maladie, lui donnera des conseils et prescrira des remèdes appelés médicaments qui seront préparés par un pharmacien et administrés par un garde-malade. — Qu'est-ce donc qu'un pharmacien ?

Le pharmacien, autrefois dit apothicaire, est celui qu'une autorité scientifique spéciale et légalement constituée a revêtu du pouvoir de vendre des médicaments, soit simples, soit composés.

Un bon pharmacien est celui qui connaît pertinemment les qualités physiques et chimiques des drogues, — qui sait exécuter avec soin, propreté, célérité, exactitude et scrupule même les diverses ordonnances médicales portées chez lui; — qui n'emploie jamais de médicaments sophistiqués ou altérés par le temps et l'humidité; — qui ne se permet jamais la moindre réflexion tendant à louer ou à blâmer la pratique d'un médecin [1]; — qui, à des mœurs pures et surtout à la tempérance dans le boire, joint la qualité d'honnête homme.

Un pharmacien qui emploierait des médicaments sophistiqués ou altérés, ou bien encore qui modifierait une ordonnance quelconque; — mériterait qu'il lui fût interdit d'exercer sa profession.

Un pharmacien un peu scrupuleux ne doit pas plus donner de consultations à un malade [2],

---

[1] Heureusement pour l'humanité, il existe des pharmaciens qui joignent la science à la modestie et à la moralité dans l'art; mais il en est d'autres aussi qui veulent faire les docteurs; tout en préparant la potion ou roulant la pilule, ils questionnent les garde-malades sur la maladie et sur le traitement, — et contrôlent sans respect et avec outrecuidance les ordonnances des plus savants médecins.

[2] « Combien d'hommes ont perdu la vie, ou du moins sont tombez dans de grandes extrémitez, par la témérité de certains apothicaires, qui font si peu de cas de la vie d'autruy qu'ils la hasardent pour une pilule ou pour une tablette dont ils veulent avoir le débit à quelque prix que ce soit. » (Dissertation anglaise sur les apothicaires de Londres, par le docteur Simon Paulli, 1669.)

qu'un médecin de ville ne doit délivrer de médicaments à ses clients ; *ne pharmacopœus extra
pixidem.* Les pharmaciens ne doivent jamais
oublier qu'ils ne sont que pharmaciens, que s'ils
connaissent les drogues, ils ne connaissent point
pour cela la médecine, et que leur devoir est
de s'en tenir à leur art et à leurs boutiques. Les
malades assez niais pour recourir à leurs *consultations gratuites* veulent lésiner quelques visites de médecin : — hélas ! ils ne savent donc
pas que le prix des remèdes qu'on leur fait prendre va bien au delà de ce qu'ils auraient donné
à un habile médecin ; — quoique ces remèdes
ne soient souvent que des amusements. MM. les
pharmaciens ne se contentent pas toujours de
conseiller et vendre des médicaments innocents :
trop souvent ils font une médecine active et dangereuse. Je connais tel jeune homme qui consulta
un pharmacien sur une légère excoriation des
lèvres : ce pharmacien prit la maladie pour une
affection vénérienne, parla de cautérisation et
soumit le malade à un traitement mercuriel très-
dispendieux, qui occasionna la fièvre et une sto-
matite très-grave ; — il fallut quinze jours pour
guérir cette dernière maladie. — Quant à l'excoriation des lèvres qui, comme on le pense
bien, était toujours dans le même état, elle fut

'guérie en deux jours avec cinq centimes de pommade de concombre. — Le trop crédule jeune homme, —

.... honteux et confus,
Jura, mais un peu tard, qu'on ne l'y prendrait plus.

CHAPITRE III.

DU GARDE-MALADE.

« Le garde-malade, » dit Fodéré, [1] « quels que soient son sexe et ses qualifications, est un préposé auprès d'une personne malade pour la soigner sous la direction d'un médecin, lorsqu'il y en a un, et conformément à ses ordres, et lorsqu'il n'y en a pas, d'après les règles du bon sens et les voies de la médecine naturelle. »

De par le droit naturel, les malades doivent avoir pour premiers gardes leurs parents et leurs amis. L'amitié et les liens du sang donnent seuls ce courage, cette patience, ce dévouement et ce désintéressement que l'or ne peut enfanter.

Mais quand les parents ne sont pas assez dévoués et les amis assez sincères pour consacrer leur temps à soigner leurs malades, il faut bien

[1] Fodéré. *Manuel du garde-malade*, 2e éd., Paris, 1827.

3

alors avoir recours aux garde-malades de profession.

Un bon garde-malade (homme ou femme), est quelque chose d'extrêmement précieux et d'extraordinairement rare : depuis des siècles, les médecins, les malades et les familles s'en plaignent. Personne je crois, n'a mieux parlé que Fodéré [1] des qualités et des défauts des garde-malades. Je ne puis résister au désir de le copier textuellement.

« Il faut le choisir (le garde-malade) d'un âge moyen, robuste, adroit, n'ayant point de mauvaise odeur ni par la bouche, ni par les pieds, ni autrement ; sachant lire et écrire ; d'une grande propreté, sobre, vigilant, compatissant, discret, économe, intelligent ; capable d'attention à observer tous les changements et événements de la maladie pour les retracer au médecin ; inflexible pour tout ce qui est contraire aux ordonnances du médecin, et fidèle à les exécuter. — Sont impropres à ces fonctions, les dormeurs, les ivrognes, les gourmands ; ceux qui ont une mauvaise odeur, qui ont la courte haleine, la toux ou une infirmité quelconque ; qui sont imbus de préjugés superstitieux, qui veulent faire les docteurs,

---

1 Fodéré. *Ouvrage cité.*

qui sont bavards, présomptueux, qui ne peuvent se tenir d'indiquer des guérisseurs et des remèdes : pareils sujets doivent être renvoyés, parce qu'il en résulterait de graves inconvénients , très-souvent funestes aux malades. »

Ce même Fodéré, dans un but de philanthropie dont la postérité doit lui tenir compte, avait projeté l'arrêté suivant qui, malheureusement, n'a jamais été adopté :

Le préfet du département de.... ou le maire de la ville de....

Considérant que les succès du médecin dépendent le plus souvent des soins des personnes préposées à garder les malades ; que jusqu'ici cette partie très-importante de l'art de guérir a été livrée sans aucun choix au premier venu, et que, même lorsque le nombre des malades est considérable, on trouve difficilement des personnes pour les soigner ; considérant que cette partie si étroitement liée à nos besoins doit à plus forte raison devenir l'objet de la sollicitude des magistrats, et qu'en régularisant ce service, c'est encore fournir l'occasion aux hôpitaux d'armée d'obtenir des infirmiers capables ; arrête ,

Art. 1er.

Il est établi dans l'hôpital de..... un cours théorique et pratique pour les personnes des deux sexes qui veulent se livrer à la profession de garde-malade. Ce cours sera fait par les médecins et chirurgiens de l'hôpital.

Art. 2.

Pour être admis au cours, il faut être âgé de vingt-cinq

ans, et n'avoir pas plus de quarante ans, être sans infirmité et sans mauvaise odeur sur sa personne, savoir
lire et écrire, être de bonnes mœurs et sans aucunes habitudes vicieuses, telles que l'ivrognerie, etc.

Art. 3.

A la fin de chaque cours, il y aura un examen public, à
la suite duquel on distribuera aux élèves capables un
certificat de réception de garde-malade, portant autorisa-
tion de placer devant leur demeure un tableau indiquant
leur nom et leur profession.

Art. 4.

Les garde-malades reçus seront astreints à servir aussi
bien les pauvres que les riches; mais dans le premier cas,
ils obtiendront à la fin de l'année, de l'administration,
une gratification proportionnée aux services rendus.

Art. 5.

Les médecins seront invités à ne point admettre chez
leurs malades d'autres gardes que ceux qui auront suivi
ce cours; et les commissions administratives des hospices
devront aussi leur donner la préférence.

Art. 6.

Les garde-malades reçus se feront'inscrire au bureau
de l'état civil de leur commune respective; ils seront
sous la surveillance immédiate de l'officier public auquel
seront soumises, pour être jugées, sauf appel, toutes les
plaintes et tous les différends qui pourraient naître entre
les garde-malades et ceux qu'ils ont servis, à raison de
leur conduite et de leur salaire.

Rien de plus sage et de plus utile que ces dispositions. Si un pareil cours était établi, je ne doute pas que la société n'en retirât les plus grands avantages. On pourrait, en toute sécurité, confier à un garde-malade l'exécution d'un traitement quelconque : les médecins n'auraient plus à déplorer la perte de malades assassinés par l'ignorance ou l'incurie de quelques gardes tout au plus routiniers, et qui se font servir impérieusement plutôt qu'ils ne servent leurs malades. — Pour moi, je crois tellement à l'utilité d'un tel cours, que je me joins de toutes mes forces à Fodéré pour en demander la création à l'autorité administrative.

CHAPITRE IV.

CHAMBRE. — LIT DE MALADE.

—

Chambre de malade.

La chambre d'un malade ne peut être choisie avec trop de soin, puisque c'est dans ce local que doivent s'opérer les grands phénomènes de l'hématose et de la guérison.

Exposée à l'est ou au midi, — cette chambre doit avoir au moins quatre mètres carrés, être pourvue d'une bonne cheminée ou d'un poêle, et ne point être au voisinage de latrines, de fumiers ou d'autres foyers d'infection. Il faut que l'air qu'elle contient soit toujours sec, souvent renouvelé, privé de fumée, de poussière et d'odeurs, et que le soleil y apporte son action vivifiante sous la double influence du calorique et de la lumière. En général sa température doit

tre de 15° + 0 centig.; cependant il y a des
xceptions nécessitées par la nature même des
aladies : la lumière, soit naturelle, soit artifi-
ielle qui l'éclaire, doit être douce et subor-
onnée comme le calorique à la nature des mala-
ies ; ainsi dans les maladies aiguës, les fièvres
rdentes, dans les inflammations fortes, toujours
ompliquées de maux de tête et même de délire,
faut une obscurité presque complète ; car il
st absolument nécessaire, pour calmer l'irrita-
'on, de soustraire le malade à la double in-
uence du calorique et de la lumière, qui sont
e puissants excitants; dans les maladies atoni-
ues, au contraire, dans les scrophules, les ca-
hexies, affections qui réclament les toniques,
n ne saurait laisser pénétrer ni trop d'air, ni
rop de soleil.

Il faut également écarter, s'il est possible,
oute espèce de bruit et surtout le bruit du
arteau et de l'enclume de la chambre habitée
ar un malade : à moins de l'avoir éprouvé, on
e peut se faire une idée de ce que le voisinage
es forgerons, serruriers, ferblantiers, et autres
tats bruyants, a de fâcheux et de terrible pour
es malades. Je n'oublierai jamais, qu'affecté de
éningite aiguë, ma plus grande torture était un
orgeron mon voisin, qui me fendait le crâne

chaque fois qu'armé du marteau, il battait son fer sur l'enclume.

Les malades pauvres, dont le logement est étroit, humide ou malsain, doivent être placés dans les endroits les plus élevés de la maison, dans les greniers, les granges, sous des hangars, si la saison le permet, — plutôt que de les laisser croupir dans des écuries ou dans des cabinets bas et mal aérés. Il est moins dangereux d'être exposé aux courants d'air et aux variations de température, que de respirer un air miasmatique capable d'empoisonner lentement les individus.

La propreté la plus grande doit toujours régner dans la chambre d'un malade; — tous les jours, elle doit être nettoyée avec soin, et jamais, sous aucun prétexte, il ne faut y laisser séjourner les linges et vases qui contiennent les produits excrémentitiels.

Plusieurs fois par jour, renouvelez l'air de la chambre, en ouvrant largement, pendant quelque temps, les portes et les croisées; mais ayez soin de mettre le malade à l'abri des courants d'air, en le couvrant de son drap de lit, ou en joignant les rideaux.

Lit de malade.

L'homme, comme tous les animaux, sent par instinct la nécessité de se coucher lorsqu'il est malade. Les animaux se couchent sur la terre, sur l'herbe, sur la paille, dans des nids. — Nos premiers pères en faisaient autant ; — et les sauvages n'ont que leur natte. La civilisation a inventé les lits, — et certes c'est une bonne invention.

Le lit d'un malade ne doit être ni trop dur, ni trop mou : — trop dur, il blesserait la peau et les muscles dont l'irritabilité et la mollesse augmentent en raison directe de la durée et de la gravité de la maladie ; — trop mou, il énerverait le malade en favorisant les congestions et les engorgements.

Un lit doit se composer d'une paillasse, — d'un sommier et d'un matelas, ou de deux matelas ; — de deux draps de toile, déjà ramollis par l'usage, blancs de lessive, sans odeur et sans la moindre humidité, — d'une couverture de laine, plus ou moins épaisse selon la saison et diverses circonstances, propre, également sans odeur ni humidité, — d'un traversin, — et d'un ou deux oreillers en plumes ou en balles d'avoine, recouverts d'une toile blanche et douce.

Si la couchette n'est pas en fer, il faut veiller

3.

à ce que le bois qui la compose ne contienne dans ses jointures, ni punaises, ni puces, ni poux, insectes désagréables qui tourmentent les malades et les empêchent de dormir.

Le lit ne doit point être fait horizontal, mais oblique de la tête aux pieds, afin d'empêcher les congestions cérébrales. Il faut pouvoir aller tout autour pour aider le malade dans ses besoins, soit que la nécessité l'exige à droite ou à gauche. Il est bon qu'il soit entouré de rideaux un peu épais et d'une couleur amie de l'œil, — de manière à préserver le malade soit des courants d'air, soit d'une lumière trop vive.

Le lit des malades qui ne peuvent retenir leurs urines, ni leurs excréments, celui des femmes en couches, doit en outre être garni d'une toile cirée qu'on met sous le drap de dessous et d'une alèze épaisse placée en travers sur ce même drap.

Malgré ces précautions, il arrive souvent que les matelas sont tachés, mouillés ; — il faut donc en avoir plusieurs à sa disposition, afin de pouvoir les changer.

Lorsque les moyens du malade ne permettent pas de renouveler les matelas, il vaut mieux le faire coucher sur un lit de paille sèche ou de balles d'avoine, qu'il faudra changer autant de fois que la propreté l'exigera.

Quel que soit leur âge, ou leur maladie, il ne faut jamais laisser deux malades coucher dans le même lit, — ni même, si cela est possible, dans la même chambre, à moins qu'elle ne soit très-vaste.

CHAPITRE V.

BOISSONS DES MALADES.

—

Tisane.

Malgré son étymologie ($\pi\tau\iota\tau\acute{a}\nu\eta$, *orge mondé*),
on entend généralement par ce mot tisane, la
boisson habituelle des malades formée par l'eau
ordinaire, ou l'eau peu chargée de principes médicamenteux.

La tisane se prend à toute heure, peu à la fois
et souvent; elle dispose le malade à d'autres mé-
dications, si même quelquefois elle ne contribue
pas seule à la guérison.

La tisane se prépare de cinq manières différentes : par macération, infusion, décoction, solution, mixtion.

1° La macération est une opération qui consiste
à traiter une matière solide par un liquide à la

température ordinaire de l'atmosphère : tantôt la matière solide est entièrement dissoute, tantôt et le plus souvent, le liquide ne dissout que quelques-uns des principes qui entrent dans la composition du solide.

— On prépare par macération, les substances contenant de l'amidon outre les principes solubles, une huile volatile âcre, un principe astringent qui sont entraînés par la décoction et qui donnent des produits de mauvaise qualité.

2° L'infusion est une opération que l'on pratique en versant un liquide bouillant sur une substance médicamenteuse, et en le laissant séjourner à vase clos jusqu'à ce qu'il soit refroidi : par ce moyen, le liquide dissout un ou plusieurs principes médicamenteux de la substance employée.

— On traite par infusion, les fleurs, les feuilles, les écorces, les bois et les racines d'un tissu tendre, contenant des principes aromatiques volatils qu'ils cèdent facilement.

3° La décoction est l'opération qui a pour objet la dissolution dans l'eau ou tout autre liquide, d'un certain nombre de substances médicamenteuses, à la température de l'ébullition.

— On traite par décoction, les bois, les graines, les écorces, les racines, en un mot, les substances dures et pourvues de principes inodores qu'elles cèdent difficilement.

4° La solution est une opération par laquelle un corps solide se fond en totalité ou en partie dans un autre qui est liquide.

— On soumet à la solution les substances isolées de tout corps étranger et qui se dissolvent très-facilement dans l'eau, telles sont le sucre, les gommes, les mannes, les miels, etc.

5° La mixtion est le mélange de deux ou un plus grand nombre de liquides.

RÈGLES GÉNÉRALES POUR LA PRÉPARATION DES TISANES.

1° Les vaisseaux où l'on prépare les remèdes et la nourriture du malade, doivent être de terre bien cuite, de porcelaine ou de faïence, et soigneusement lavés et essuyés l'instant avant et après la préparation : il faut proscrire de cet usage les vases de cuivre, quelque bien étamés qu'ils soient, et les vases d'étain, parce qu'il est rare que ces derniers ne contiennent pas de plomb.

2° Toutes les substances végétales, fleurs, feuilles, tiges, racines, écorces, graines, gommes, doivent être mondées, incisées et préalablement lavées dans l'eau fraîche et pure.

3° Les acides dont on se sert pour les limo-
nades doivent être d'une pureté parfaite.

4° Les substances animales doivent être fraîches et préparées convenablement : ainsi, on coupe
la tête des vipères et des grenouilles ; on enlève
leurs intestins, en conservant le cœur et le foie ;
on écorche la grenouille, on la coupe par petits
morceaux ainsi que les autres animaux : on sépare les colimaçons de leurs coquilles, — la chair
des tortues, des carapaces et du plastron : on
lave le mou de veau ; on sépare le col, les intestins et la graisse du poulet, etc. — Toutes ces
substances animales, ainsi que le lichen, doivent
bouillir longuement, lentement, au même degré
de chaleur et dans des vases clos, afin d'en extraire toutes les parties gélatineuses.

5° On proportionnera la durée de l'opération
et la quantité d'eau à la nature de la substance et
à l'indication que veut remplir le médecin.

6° Quand, dans une tisane, il entre à la fois
des substances aromatiques et inodores, il faut
réunir l'infusion à la décoction : il faut aussi,
dans une boisson composée, soumettre les substances à l'action du liquide dans l'ordre de leur
insolubilité, et faire macérer celles qui cèdent
difficilement leurs principes médicamenteux avant
de les faire bouillir.

7° Il faut toujours clarifier les tisanes, en les filtrant au papier, ou en les passant à travers un linge ; car on ne doit jamais laisser dans une boisson les matières qui ont servi à sa composition.

8° On ne doit ajouter qu'à la fin de l'opération après le repos et la filtration, les sels, les acides, les sirops, le sucre, le miel et les aromates qui font partie des boissons.

9° Les tisanes doivent être renouvelées en hiver de douze heures en douze heures, et dans les grandes chaleurs de six heures en six heures. On les conserve dans des vases de verre, de faïence ou de porcelaine, et on les place dans des lieux frais ou chauds, selon la température à laquelle on doit les employer.

10° Que les tisanes soient légères, aérées, simples, aussi agréables que possible, édulcorées et aromatisées au goût des malades.

11° La température de ces boissons, leur quantité, l'espace de temps qui doit s'écouler entre chaque fois qu'on les donne aux malades, sont des choses extrêmement importantes et variables, comme varient les diverses indications que l'on a à remplir. En cela, il ne faut rien faire sans l'avis du médecin.

Avant de donner la formule des tisanes que

l'on prescrit habituellement aux malades, je dois
dire quelques mots de l'eau considérée comme
boisson et comme véhicule de toutes les tisanes.

De l'Eau.

L'eau est une des conditions nécessaires de la
vie, « elle est [1] indispensable à la nature orga-
nisée et à celle qui ne l'est pas. Il suffit, en effet,
d'enlever au cristal son eau de cristallisation pour
qu'aussitôt il perde sa forme et tombe en poussière. C'est surtout dans le règne organique que
l'eau montre toute sa puissance : c'est elle qui
fait naître, croître et développer les plantes.
Quelle que soit l'époque de la vie, l'eau n'abandonne jamais nos organes; elle forme la base et
le véhicule de nos fluides, et pénètre avec eux
dans toutes nos parties pour leur donner cette
souplesse et cette élasticité nécessaires à l'accom-
plissement de leurs fonctions. »

L'eau entoure et pénètre notre globe au-dessus
duquel on la voit encore s'élever sous forme de
vapeurs et de nuages pour retomber ensuite à
sa surface et le féconder. En effet, les eaux s'éva-
porent sans cesse, l'atmosphère une fois saturée

[1] Engel. *De l'Hydrothérapie.* Paris, 1840.

les laisse retomber sous forme de pluie, de neige ;
elles s'infiltrent dans le sein de la terre, d'où
elles sortent pour former des fontaines, des
ruisseaux, des rivières, des fleuves qui, coulant
sur des lits de nature différente, contractent
des qualités chimiques particulières et vont,
après un trajet plus ou moins long, se jeter dans
les mers.

L'eau est un liquide transparent, incolore,
inodore, insipide, composé de deux parties
d'hydrogène et d'une d'oxygène en volume, ou
de 88,29 d'oxygène et de 11,72 d'hydrogène en
poids, pesant à la température de $4° + 0$ centig.
un gramme par centilitre, et pouvant dissoudre
une très-grande quantité de corps.

C'est à cette merveilleuse propriété de dissoudre la plupart des corps de la nature, que l'on
doit attribuer la difficulté extrême de trouver de
l'eau pure.

Parmi les substances que l'eau tient en dissolution, les unes sont innocentes, et d'autres
peuvent être dangereuses pour l'organisation. Il
est donc nécessaire d'indiquer ici les principaux
caractères de l'eau potable ; — car, il est important qu'elle soit de bonne qualité, puisque son
influence sur la santé est de tous les instants du
jour et de tous les jours de l'année.

L'eau pour être potable doit réunir les conditions suivantes : — elle doit

1° Être claire et limpide, sans odeur et sans couleur ;

2° Avoir une saveur fraîche et pénétrante ; et non une saveur désagréable, fade, piquante, salée, douceâtre ;

3° Bouillir aisément sans se troubler, ni former aucun précipité ;

4° Dissoudre complétement le savon, sans former de grumeaux, et nettoyer parfaitement le linge ;

5° Faciliter la coction des légumes secs, des herbes et des viandes ;

6° Être aérée, et former beaucoup de bulles d'air par la simple agitation dans des bouteilles ;

7° Ne point faire éprouver à l'estomac une sensation incommode de pesanteur, et ne point occasionner d'autre dérangement dans les organes de la digestion ;

8° Posséder la faculté éminemment désaltérante ;

9° Enfin, les chimistes ajoutent à ces conditions, celle de ne se troubler que légèrement par le nitrate d'argent et par l'hydrochlorate de baryte dissous, — de ne pas précipiter abondamment par l'oxalate d'ammoniaque, et de ne pas précipiter sensiblement par le chlore et l'infusion de noix de galle.

L'eau de pluie est la meilleure et la plus pure qu'on puisse rencontrer ; purifiée par une sorte de distillation naturelle, elle contient presque un vingtième de son volume d'air atmosphérique et un peu d'acide carbonique. Il faut la recevoir loin des habitations des hommes et des animaux, dans des vases de terre ou de grès, ou dans des citernes faites de ces matières ou d'autres insolubles.

Les eaux qui coulent sur un terrain sablonneux ou quartzeux, et qui sont en contact avec l'air, sont encore très-bonnes ; ces terres ne se laissent pas attaquer par l'eau.

Les eaux qui traversent des craies, des plâtres, des marbres ; celles qui séjournent sur des tourbes, des bitumes, des mines, dans des cavités souterraines, sont plus ou moins impures et doivent être rejetées.

« L'eau est la plus simple et la plus nécessaire de toutes les boissons, et ce n'est même qu'en raison de ce que les aliments solides et liquides en contiennent plus ou moins, qu'on peut se dispenser quelquefois d'en faire usage. » [1]

[1] Briand. *Manuel complet d'hygiène.* Paris, 1830.

« Ce dissolvant général s'associe , se combine si intimement avec la matière nutritive, que non-seulement il augmente son efficacité dans l'économie animale, mais qu'il devient lui-même alimentaire. » [1]

« L'eau pure et fraîche humecte, désaltère et rafraîchit; elle donne du ton à l'estomac, et de là à tout l'organisme; elle aide la digestion, fournit un véhicule nécessaire aux humeurs, dissout les matières excrémentitielles, et les entraîne avec elle hors du corps. Les buveurs d'eau mangent ordinairement beaucoup, digèrent bien et parviennent à une grande vieillesse, exempts des infirmités auxquelles sont sujets les autres hommes. L'usage de cette boisson, que la nature a destinée aux besoins des hommes et des animaux, convient à tous les âges et à toutes les constitutions; elle possède la plupart des vertus médicales, selon les divers degrés de température qu'on lui donne; ce qui lui a mérité le nom de *panacée,* ou *remède universel.* » [2]

« C'est la boisson la plus répandue, celle à laquelle l'homme est borné dans l'état sauvage; car à peine a-t-il reçu les premiers éléments de

[1] Parmentier. *Code pharmaceutique.* Paris, 1811.
[2] Tourtelle. *Traité d'hygiène.* Paris , 1823.

la civilisation, qu'il s'exerce à préparer des boissons spiritueuses dont l'usage et l'abus commen-
cent en même temps. Considérée comme moyen
thérapeutique, l'eau est d'une application très-
fréquente , et d'une efficacité incontestable. C'est
souvent à elle seule que sont dues des guérisons
dont on fait honneur à tout autre chose. » [1]

« L'eau froide en boisson a une utilité remar-
quable. Fortifier l'estomac et les intestins en les
débarrassant des sucs viciés qu'ils renferment,
favoriser la génération de nouveaux sucs, entrer
dans le sang par l'absorption , se répandre
promptement dans la totalité de l'organisme, at-
ténuer, purifier, résoudre les humeurs âcres et
épaisses, les éliminer par la transpiration et les
urines ; — telles sont ses propriétés réelles et
évidentes. » [2]

« L'eau est le principal agent des modifications
qui s'opèrent sans interruption dans les règnes
organique et inorganique ; elle entre comme élément indispensable de nos tissus , elle fait la base
de tous nos fluides. Après avoir transporté dans
les points les plus éloignés les divers principes
nécessaires à l'entretien de la vie , elle sert à éli-

[1] F. Ratier. *Dictionn. de méd. et de chirur. pratiques,*
tome 6ᵉ.

[2] Bigel. *Manuel d'hydrosudopathie.* Paris, 1840.

miner les corps étrangers à notre organisation, ou qui doivent cesser d'en faire partie. L'eau jouit de la double faculté d'être tout à la fois un agent physique et chimique. » [1]

« L'eau est la boisson que la nature a donnée à toutes les nations : elle l'a faite agréable pour tous les palais. Elle a la vertu de dissoudre non-seulement tous les aliments, mais même presque tous les corps. Les Grecs et les Romains la regardaient comme une panacée universelle. C'est une excellente pratique de prendre tous les matins, au sortir de son lit, un ou plusieurs verres d'eau froide, dans quelque temps de l'année que ce soit. Cette eau, en qualité de puissant dissolvant, achève de dissoudre les restes des aliments que le peu d'action de la nuit n'a pas permis à l'estomac de bien digérer; elle les entraîne, elle nettoie parfaitement ce viscère de toutes ses impuretés, et, en qualité de fortifiant, elle corrobore les fibres de l'estomac; elle est, par rapport à ce viscère, ce que le bain froid est par rapport au corps. » [2]

Ces citations, que je pourrais facilement multiplier à l'infini, suffisent pour prouver aux intem-

[1] Scoutetten. *De l'Eau sous le rapport hygiénique et médical, ou de l'hydrothérapie.* Paris, 1843.

[2] Buchan. *Médecine domestique,* tome 1er.

pérants que l'eau pure et fraîche est la première
des boissons, la boisson par excellence, — celle
que la nature a répandue partout avec une abondance extrême pour les besoins non-seulement
de l'homme et des animaux, mais encore des
plantes et même des minéraux. — L'eau est
tellement nécessaire à l'entretien de la vie, que
l'existence la plus fortement constituée ne saurait
s'en passer. Aucun autre liquide ne peut lui être
substitué, et nous allons voir qu'elle forme la
base de toutes les tisanes.

Des Tisanes proprement dites.

Mon intention n'est point de donner la formule
de toutes les tisanes susceptibles d'être prescrites
par les médecins. — Parmi les tisanes, il en est
de communes, d'usuelles, que tout le monde doit
savoir faire, car tous les jours elles sont conseil-
lées ; — il en est d'autres, au contraire, que l'on
n'emploie que rarement, dans certains cas, et
pour remplir des indications spéciales. Je laisse
aux médecins le soin d'expliquer alors aux garde-
malades la manière de préparer ces tisanes com-
pliquées : peut-être serait-il mieux d'en confier
l'exécution aux pharmaciens.

On distingue trois choses dans une tisane : 1° *le*

véhicule, qui est toujours l'eau ; 2° *la base,* qui varie et est fournie par ou des fleurs, ou des feuilles, ou des racines, etc., etc. ; 3° enfin *le correctif* ou *édulcorant,* formé par la réglisse, le miel, le sucre et les sirops.

Les correctifs ou édulcorants doivent varier selon les indications spéciales que l'on veut remplir; de même que la quantité employée pour édulcorer la tisane doit être subordonnée au goût des malades. Cependant on emploie généralement pour un litre de véhicule,

Racine de réglisse contuse, . . . 8 gram.
Miel blanc, très-pur, ... 64 *id.*
Sucre de première qualité ou sirop
    de sucre, ... 64 *id.*
Sirops de gomme, ... 64 *id.*
      capillaire, ... 64 *id.*
      mauve, ... 64 *id.*
      violettes, ... 64 *id.*

Tisane de fleurs de bouillon blanc.

Prenez : Fleurs de bouillon blanc,   8   gram.
      eau bouillante . . .   1   litre.
Faites infuser pendant une demi-heure, passez et édulcorez convenablement selon le goût du malade.

On préparera de la même manière les tisanes de fleurs de — mauve,

guimauve,

tilleul,

petite centaurée,

roses rouges,

tussilage,

violette,

bourrache,

houblon.

Tisane de fleurs de coquelicot.

Prenez : Fleurs de coquelicot. . . 4 gram.

eau bouillante. . . . . 1 litre.

Faites infuser pendant une demi-heure, passez et édulcorez à volonté.

On préparera de la même manière les tisanes de fleurs — d'arnica,

de sureau,

d'ortie blanche,

de camomille romaine,

de matricaire.

Tisane de bourrache.

Prenez : Feuilles sèches de bourrache. 10 gr.

eau bouillante. . . . . . 1 lit.

Faites infuser pendant une demi-heure, passez et édulcorez à volonté.

On préparera de même les tisanes de feuilles de

capillaire,

chardon bénit,

chicorée,

oranger,

pensée sauvage,

scabieuse,

véronique,

armoise,

fumeterre,

pariétaire,

saponaire,

turquette,

hysope,

lierre terrestre,

marrube,

mélisse.

Tisane de thé (infusion de thé).

Prenez : Thé. . . . . 4 gram.
eau bouillante. . . . . 1 litre.

Faites infuser pendant une demi-heure, passez et édulcorez à volonté.

On préparera de même les tisanes de

petite sauge,

absinthe ,
menthe poivrée ,
lavande ,
romarin.

Tisane de bardane.

Prenez : Racine de bardane concassée, 20 gr.
eau bouillante. . . . . . 1 lit.
Faites infuser pendant trois à quatre heures, passez et édulcorez à volonté.

On préparera de même les tisanes de racines
de — angélique ,
asperge ,
aunée ,
chardon-roland ,
chicorée ,
fougère mâle ,
fraisier,
guimauve ,
patience ,
raifort (fraîche) ,
saponaire.

Tisane de valériane sauvage.

Prenez : Racine de valériane sauvage , 8 gram.
eau bouillante. . . . . 1 litre.
Faites infuser pendant deux heures , passez et édulcorez à volonté.

On préparera de même les tisanes de racines de
polygala de Virginie ,
sassafras ,
buis.

Tisane de chiendent.

Prenez : Racine de chiendent, . 25 gram.

Lavez le chiendent à l'eau froide , contusez-le
dans un mortier de marbre , et le faites bouillir
pendant une heure dans une quantité d'eau suffisante pour obtenir un litre de tisane , — passez
et édulcorez à volonté.

On préparera de même les tisanes de racines de
canne de Provence,
grande consoude.

Tisane de graine de lin.

Prenez : Graine de lin . . . . 8 gram.
eau bouillante. . . . . 1 litre.

Faites infuser pendant deux heures , passez et
édulcorez à volonté.

On préparera de même les tisanes avec les
fruits — d'anis ,
d'anis étoilé (badiane),
de genévrier (baies de genièvre),
de coriandre,
de cumin.

4.

Tisane d'orge (eau d'orge).

Prenez : Orge lavé à l'eau. . . . 16 gram.
Faites bouillir dans une quantité d'eau suffisante, jusqu'à ce qu'il soit bien crevé, et que le liquide soit réduit à un litre, — passez et édulcorez à volonté.

On préparera de même les tisanes de

riz ,

gruau.

Tisane de pruneaux.

Prenez : Pruneaux. . . . . 64 gram.
Ouvrez les pruneaux en deux parties, et les faites bouillir pendant une heure dans une quantité d'eau suffisante pour obtenir un litre de tisane ; — passez et édulcorez à volonté.

On préparera de même les tisanes avec les

dattes,

figues,

jujubes,

raisins secs.

Tisane de gomme (eau de gomme).

Prenez : Gomme arabique entière. . 16 gram.
Lavez la gomme à l'eau froide, afin d'enlever les corps étrangers qui peuvent la salir, et les principes amers qu'elle peut contenir ; — faites-la dis-

soudre à froid dans un litre d'eau, puis passez et
édulcorez à volonté.

Tisane commune.

Prenez : Racine de réglisse coutuse. . 8 gram.
      eau bouillante. . . . . . 1 litre.
Faites infuser pendant deux heures et passez.

Tisane pectorale.

Prenez : Fleurs de mauve, ⎫
    de tussilage,   ⎪
    de violettes,   ⎬ de chaque, 4 gram.
    de coquelicots, ⎪
    eau bouillante. . . . . 1 litre.
Faites infuser pendant une demi-heure, passez et
édulcorez avec sirop de gomme . . 64 gram.

Autre.

Prenez : Dattes privées de ⎫
    leurs noyaux,   ⎪
    jujubes,   ⎬ de chaque, 15 gram.
    figues sèches,   ⎪
    raisins secs,   ⎭

Faites bouillir dans eau. . . . 1 litre $\frac{1}{2}$
jusqu'à réduction à. . . . . 1 litre.
Passez et ajoutez miel blanc. . . 64 gram.

Tisane amère.

Prenez : Sommités de petite cen-
        taurée,   } de chaq. 4 gr.
    id.   d'absinthe,   )
    eau bouillante . . . . 1 litre.

Faites infuser pendant une heure, passez et édulcorez à volonté.

Autre.

Prenez : Racine de gentiane incisée, 4 gram.
      eau bouillante, ... 1   litre.

Faites infuser pendant deux heures, passez et
édulcorez à volonté.

Tisane diurétique.

Prenez : Décoction de chiendent. . . 1 litre.
      nitrate de potasse (sel de nitre), 2 gram.
      sirop des cinq racines. . . 64 gram.

Mêlez.

Autre.

Prenez : Pariétaire. . . . . 32 gram.
      eau bouillante . . . 1   litre.

Faites infuser pendant une heure,
passez et ajoutez nitrate de po-   2 gram.
tasse sirop des cinq racines. . . 64 gram.

Tisane sudorifique.

Prenez : Fleurs de bourrache,
    de sureau,   de chaq. 4 gram.
    de tilleul,

eau bouillante. . . .   1 litre.

Faites infuser pendant une demi-
heure, passez et édulcorez avec
sirop de capillaire. . . . .   64 gram.

Tisane antispasmodique.

Prenez : Feuilles d'oranger,
    fleurs de tilleul,   de chaq. 4 gram.

eau bouillante. . . .   1 litre.
Faites infuser pendant une demi-
heure, passez et ajoutez sucre. .   64 gram.

Autre plus active.

Prenez : Feuilles d'oranger,
    fleurs de tilleul,
    de camomille,   de chaq. 4 gram.
    de coquelicots,
eau bouillante, ...   1 litre.

Faites infuser pendant une heure, passez
et édulcorez avec sirop de thridace.   . 64 gram.

Hydromel simple.

Prenez : Miel blanc très-pur .   .   .   64 gram.
        eau commune tiède .   .   .   1 litre.
Délayez le miel dans l'eau et passez.

Hydrogola.

Prenez : Lait .   .   .   .   .   .   250 gram.
        eau commune.   .   .   .   750   *id.*
Mêlez.

On préparera dans les mêmes proportions,
toutes les tisanes qu'il sera prescrit de couper
avec le lait : comme l'eau d'orge, l'eau de riz,
l'eau de gomme, etc.

Petit lait.

Prenez : Lait de vache.   .   .   .   .   1 litre.
Faites bouillir et coaguler le lait avec quelques
gouttes d'acide tartrique dissous; quand le coa-
gulum sera bien formé, passez sans expression :
remettez le petit lait sur le feu avec la moitié d'un
blanc d'œuf, que vous aurez d'abord délayé, puis
battu avec quelques cuillerées d'eau froide.
Portez à l'ébullition ; versez un peu d'eau froide

pour abaisser le bouillon, passez à l'étamine, et enfin filtrez sur un papier qui aura été préalablement lavé à l'eau bouillante.

Solution de sirop de groseilles.

Prenez : Sirop de groseilles. . . 64 gram.
   eau commune. . . . . 1 litre.
Mêlez.

On préparera de même, les solutions de sirop de — cerises,
     framboises,
     vinaigre,
     vinaigre framboisé,
     pommes,
     oranges,
     limons,
     grenades,
     tartrique.

Limonade minérale.

Prenez : Acide minéral sulfurique,
  ou nitrique *ou* hydrochlorique, *ou* phosphorique . . 2 gram.
  sucre. . . . . . . 64 *id.*
  eau commune. . . . . 1 litre.
Faites dissoudre l'acide et le sucre dans l'eau.

Orangeade.

Prenez : Oranges. . . . *nombre* 2
  sucre. . . . . . . 64 gram.
  eau bouillante. , . . . 1 litre.

On coupe les oranges par tranches ; on les met dans un pot de faïence muni de son couvercle ; on verse par-dessus l'eau bouillante ; on couvre le vase ; — on passe après une heure d'infusion et l'on ajoute le sucre.

On préparera de même *la citronade.*

Bouillon aux herbes.

Prenez : Oseilles. . . , . . . 64 gram.
  laitue,
  poirée, } de chaque. . . 52 *id.*
  cerfeuil,

Lavez et coupez ces plantes ; faites-les cuire dans eau commune . . . . . 1 litre ¼
ajoutez: beurre,
  sel, } de chaque . . 2 gram.
Passez à travers un linge.

Bouillon de veau.

Prenez : Rouelle de veau. . . . 125 gram.
  eau . . . . 1 litre.
Faites cuire à une douce chaleur , dans un vase couvert pendant deux heures ; passez le bouillon quand il sera refroidi.

On préparera de même les bouillons de
mou de veau,
poulet,
écrevisse,
tortue,
grenouille.

CHAPITRE VI.

INJECTIONS. — LAVEMENTS.

L'injection est une opération qui consiste à introduire dans les cavités ou conduits naturels ou artificiels du corps humain, une substance liquide, de température variable et de nature diverse, dans le but soit 1° d'éliminer un produit normal ou anormal; soit 2° de détruire une maladie locale; soit 3° de faire absorber par d'autres voies que la bouche, une substance médicamenteuse ou nutritive quelconque.

Le liquide à injecter est toujours l'eau chargée de principes divers, soit émollients, narcotiques, astringents, détersifs, stimulants, etc. ; soit nutritifs, selon l'indication que l'on veut remplir. — Sa température et sa quantité sont également très-variables selon les cas et les maladies.

Les instruments qui servent à faire les injections s'appellent injecteurs. Autrefois on ne connaissait que la seringue : — mais, grâce aux pro-

grès de la physique appliquée et de l'industrie,
d'autres instruments ont été inventés pour la pratique de cette opération : ces instruments sont les
pompes, clyso-pompes, clysoirs, clystériennes,
fluiducs, etc.

Je ne crois pas devoir donner ici une descrip-
tion de ces divers instruments et indiquer la manière de s'en servir. Tous ont pour but de lancer
dans les diverses cavités naturelles ou artificielles
du corps humain des liquides mus tantôt par l'hy-
drostatique : clysoir; — tantôt par une force
mécanique plus ou moins compliquée : seringue,
pompe à courant régulier, clyso-pompe, clystériennes, fluiducs, etc.

On fait des injections dans les oreilles, dans les
fosses nasales, dans les organes génitaux et dans
le rectum.

Les injections dans les oreilles ont pour but,—
soit de guérir une maladie locale du conduit auditif, — soit de laver et débarrasser ce conduit du
cérumen endurci qui peut l'obstruer.

Pour pratiquer cette injection, il faut prendre
une seringue de la capacité d'un quart de litre;
l'emplir d'un liquide convenable; charger un aide
de tirer la conque de l'oreille en haut et en arrière, afin de faire disparaître la courbure du
conduit auditif; introduire dans ce dernier l'ex-

trémité de la canule et pousser le piston doucement, graduellement et sans la moindre secousse.

Les injections dans les fosses nasales et les organes génitaux ne se pratiquent que contre des
maladies de ces cavités. — La seringue doit être
de même capacité que pour les injections dans les
oreilles : d'ailleurs même manière de procéder et
mêmes précautions.

Les injections dans le rectum s'appellent *lavements*, *clystères*, *remèdes*. Les lavements sont
destinés à combattre la constipation et la diarrhée, — ces deux états opposés qui toujours accompagnent les maladies des voies digestives : ils
servent encore dans certains cas particuliers, et,
lorsque l'estomac est trop malade, à introduire
dans l'économie des médicaments ou des aliments.

La quantité de liquide qu'on doit injecter n'est
point la même dans tous les cas : elle doit varier
eu égard à l'âge, à la maladie et à l'état du malade. Elle doit être de 60 à 120 grammes, pour
les enfants nouveau-nés jusqu'à l'âge d'un an,
— de 120 à 250 grammes pour les enfants d'un
âge plus avancé ; — de 250 à 375 grammes pour
les jeunes gens, et de 500 grammes pour les
adultes. — Dans les maladies des intestins, comme
leur inflammation, leur ulcération, la colique, la

diarrhée, la dyssenterie, le ténesme, — on ne doit donner que moitié de la dose ordinaire, ainsi que dans la grossesse et les cas où la vessie est remplie d'urine.

La température du liquide doit être froide, fraîche, tiède ou chaude selon l'indication que l'on veut remplir : en cela il faut toujours l'avis du médecin.

Pour donner le lavement, après avoir rempli l'instrument du liquide qu'on veut injecter, on prend le bout de la canule qu'on trempe dans de l'huile, du beurre, de l'axonge ou même du cérat de Galien ; — on l'enfonce dans l'anus, de la longueur de 2 à 3 centimètres ; — on la fixe avec les doigts de la main gauche, afin d'empêcher qu'elle n'entre trop et ne blesse l'intestin ; — puis on fait agir l'instrument qu'on a choisi, mais toujours d'une manière égale et continue.

Dans les cas où l'anus est très-douloureux, comme dans les inflammations, les excoriations de cet organe, les fissures, esl hémorrhoïdes', etc., l'introduction de la canule est quelquefois d'une difficulté extrême. On doit alors ne se servir que de canules en gomme élastique chauffées et ramollies, bien préférables aux canules métalliques et même à celles en bois qui, par leur dureté et leur défaut d'élasticité, ne pénétreraient qu'avec la plus grande douleur et en provoquant des déchirures sanglantes.

Une fois le lavement parvenu dans l'intestin, le malade doit rester quelque temps dans la plus grande tranquillité possible, jusqu'à ce que le fluide injecté ait produit son effet.

Avant de donner un lavement médicamenteux ou nutritif, il faut toujours administrer un lavement d'eau pure, afin de laver l'intestin des matières qu'il peut contenir, et faciliter ainsi l'absorption des substances qu'on veut introduire dans la circulation.

Lavement de guimauve.

Prenez : racine de guimauve contuse 32 gram.
          eau commune . . . . . 1 litre,
Faites bouillir jusqu'à réduction à un demi-litre. et passez.

Lavement émollient.

Prenez : feuilles de mauve
           de guimauve
           de bouillon blanc   de chaque 16 gram.
          pariétaire . . . .
          eau commune 1 litre.
Faites bouillir jusqu'à réduction à un demi-litre, et passez.

Lavement de graine de lin.

Prenez : semence de lin . . . 16 gram.

eau commune . . . $\frac{1}{4}$ de litre.

Faites bouillir jusqu'à réduction à un demi-litre, et passez.

Lavement de son.

Prenez : son de froment . . . 64 gram.

eau commune . . . $\frac{1}{2}$ litre.

Faites bouillir pendant quelques minutes, et passez avec expression.

Lavement de pariétaire.

Prenez : pariétaire . . . . . 32 gram.

eau commune . . . $\frac{3}{4}$ de litre.

Faites bouillir jusqu'à réduction à un demi-litre, et passez.

Lavement d'amidon.

Prenez : amidon. . . . . 16 grammes.

eau commune. . . $\frac{1}{2}$ litre.

Délayez l'amidon dans moitié de l'eau froide, faites bouillir le reste de l'eau, retirez-la du feu, et la versez sur le mélange d'eau et d'amidon.

Lavement de pavot.

Prenez : têtes de pavot. . . . 20 grammes.

eau bouillante. . . . $\frac{1}{2}$ litre.

Ouvrez les têtes de pavot, rejetez les semences, et divisez le péricarpe en petites parties; versez dessus l'eau bouillante, laissez infuser pendant deux heures et passez.

Si l'on délaye dans ce lavement 16 grammes d'amidon en poudre, on a le *lavement de pavot et d'amidon* très-employé pour combattre la diarrhée.

Lavement huileux.

Prenez : lavement émollient. . $\frac{1}{2}$ litre.

      huile blanche. . . . 64 grammes.

Mêlez.

Lavement salin laxatif.

Prenez : lavement émollient. . $\frac{1}{2}$ litre.

      sel commun. . . . 32 grammes.

Faites dissoudre le sel.

Lavement laxatif au miel.

Prenez : lavement émollient. . $\frac{1}{2}$ litre.

      miel le plus commun. 125 grammes.

Faites dissoudre le miel, et mêlez.

CHAPITRE VII.

BAINS,

—

Bains généraux. — Bains locaux.

On entend communément par bain, — l'immersion et le séjour plus ou moins prolongé, soit du corps entier, soit d'une de ses parties seulement, dans l'eau liquide ou en vapeur, ou dans l'eau tenant en dissolution divers principes : de là, la distinction des bains en entiers ou généraux, — en partiels ou locaux, — en bains de vapeur, — médicamenteux, d'eaux minérales, d'eau de mer, etc., etc.

Sous le rapport de leur température, les bains sont encore distingués en

Bains froids. . . de 12° à 17° $+$ 0 centig.

Bains frais. . . de 17° à 25°.$+$ 0 *id.* .

Bains tempérés ou

    tièdes. . . . de 24° à 30 $+$ 0 *id.*

Bains chauds. . . de 30° à 36 $+$ 0 *id.*

5.

Cependant cette température qui a présidé à la division des bains en froids, frais, tempérés et chauds ne peut et ne doit jamais être absolue; car un individu d'une constitution nerveuse, maigre, irritable, trouve froid un bain qui est jugé frais ou même tempéré par un individu sanguin ou athlétique. Les effets des bains sont donc plutôt en rapport avec la sensation éprouvée par la peau qu'avec la chaleur thermométrique.

Considérés sous le point de vue hygiénique, les bains sont d'une utilité incontestable; leur température doit alors être tiède ou mieux fraîche. Ils nettoient la peau, enlèvent l'enduit que la poussière et la sueur forment à la surface de cet organe, « enduit qui bouche quelquefois les extrémités des vaisseaux exhalants, supprime la transpiration et détermine une irritation d'où proviennent souvent des dartres et des boutons de tout genre. Nettoyée, assouplie par l'action du liquide, la peau semble se détendre et se ramollir; on éprouve un état de bien-être et de la propension au sommeil [1]. »

Le bain tiède relâche les solides, et rend les humeurs plus fluides, car l'eau est absorbée par les vaisseaux inhalants et se mêle au sang et aux

---

[1] Briand, *Manuel complet d'hygiène.*

humeurs qu'elle délaye. « Le bain tiède convient aux personnes qui ont la fibre grêle, sèche et vibratile; aux vieillards, aux mélancoliques, aux hypocondriaques, de même que dans les fatigues excessives du corps et de l'esprit, et dans les fortes passions [1]. »

« La peau rendue, ou plutôt maintenue dans son intégrité par les bains habituels, supporte mieux l'effet des affections éruptives inévitables, comme la variole, la vaccine, la rougeole, la scarlatine. [2] »

Considérés sous le point de vue thérapeutique, les bains sont des agents médicateurs très-puissants; leur température, leur composition chimique et le temps qu'il faut y séjourner sont des conditions extrêmement importantes, et qui doivent toujours être déterminées par un homme de l'art. En effet, qui ne comprend la différence d'action qui existe entre un bain chaud et un bain froid; entre un bain d'eau pure et un bain d'eau de Barèges; entre un bain d'un quart d'heure et un bain de deux et même trois heures?

Il ne faut jamais prendre un bain, — ni immédiatement après le repas, ni pendant le temps de la

---

[1] Tourtelle. *Traité d'hygiène.*
[2] Richard, de Nancy. Ouvrage cité.

digestion, ni lorsque le corps est en transpiration [1].

Lorsque la durée d'un bain n'a point été précisée par le médecin, il ne faut y rester que trois quarts d'heure ou une heure ; et il est bon de se coucher lorsqu'on en est sorti. Par conséquent, le bain le plus avantageux est celui qui serait pris le soir, trois heures au moins après le dernier repas, et au sortir duquel on se mettrait au lit.

Le local destiné aux bains doit être vaste, à l'abri des courants d'air, et assez aéré pour dissiper les vapeurs à mesure qu'elles s'élèvent de l'eau.

La baignoire doit être garnie intérieurement d'un drap ou d'une toile faite exprès. On y verse l'eau chaude et l'eau froide que l'on agite, afin de les bien mêler. Lorsqu'on a le degré de chaleur convenable, on place le malade dans la baignoire, que l'on couvre ensuite avec son couvercle ou une couverture de laine.

[1] La médecine hydrosudopathique a démontré l'innocuité de plonger le corps couvert de sueur dans l'eau froide, pourvu que les organes de la respiration soient en repos. — Mais comme cette pratique *renouvelée* est du ressort de la médecine, et de la médecine la plus active, — il n'appartient qu'aux médecins de prescrire l'emploi de ces moyens thérapeutiques.

« Ne quittez pas le malade qui est au bain, dit Fodéré [1]; maintenez-y constamment le degré de chaleur ordonné par le médecin, en vous réglant sur le thermomètre à bain, et en ajoutant de l'eau chaude. Suspendez le bain si le malade est faible ou s'il est en sueur, et mettez la plus grande attention à le bien essuyer dans toutes les parties du corps au sortir du bain, que celui-ci ait été froid ou chaud : un drap de lit chaud, dont on enveloppe le corps, convient généralement à cet effet. Il faut surtout prendre garde, au sortir d'un bain chaud, que les pieds ne posent à terre ou sur des linges froids. »

Les *demi-bains* sont ceux où l'eau n'arrive qu'à l'ombilic.

Les *bains de siége* sont ceux où le bassin et la partie supérieure des cuisses plongent dans l'eau, tandis que le reste du corps se trouve hors du liquide.

Les *pédiluves* et les *manuluves* consistent dans l'immersion dans l'eau des pieds et des mains.

Ces bains partiels sont tantôt employés comme moyens hygiéniques, et tantôt comme moyens thérapeutiques : — sous ce dernier rapport, ce

---

[1] Fodéré. Ouvrage cité.

sont des remèdes très-actifs et d'une ressource très-fréquente.

Pédiluves. — Les pédiluves ou bains de pieds ne s'emploient généralement que comme dérivatifs, c'est-à-dire pour appeler vers les pieds l'afflux du sang. Pour obtenir cet effet, il faut que la température de l'eau soit tellement élevée qu'on ait peine à la supporter. Sous leur influence, les pieds doivent rougir, se gonfler fortement, et les veines se dilater : aussi leur durée ne doit-elle être que de cinq à dix minutes.

On peut augmenter l'activité de ces bains, en ajoutant à l'eau une poignée de sel commun et de cendre, ou 120 à 130 grammes de farine de moutarde récemment broyée, ou 150 à 160 grammes d'acide hydrochlorique.

La médecine hydrothérapique, sur la recommandation de Priessnitz, a substitué les bains de pieds froids aux bains chauds ordinaires, pour produire un effet dérivatif puissant et durable. Le vase dans lequel on prend ces bains doit ne contenir de l'eau que jusqu'à la hauteur de 15 à 20 centimètres, suivant l'effet plus ou moins vif que l'on veut produire. Pendant toute la durée du bain qui est d'un quart d'heure à une demi-heure, il est indispensable, dit Bigel [1], de

---

[1] Bigel. *Manuel d'hydrosudopathie.*

se frotter les pieds l'un contre l'autre pour provoquer une forte réaction.

Ce que je viens de dire des pédiluves s'applique entièrement aux manuluves ou bains de mains.

CHAPITRE VIII.

—

Frictions.

La friction est un frottement exercé sur quelque partie du corps pour faire pénétrer, par voie
d'imbibition, à travers les pores de l'épiderme une
préparation médicamenteuse.

Les frictions ou *embrocations* se font avec
des eaux spiritueuses, des liniments, des baumes,
des huiles, des onguents prescrits par le médecin ; elles doivent être pratiquées avec la main
nue, ou armée d'une brosse ou d'un morceau de
flanelle.

Souvent aussi on fait des *frictions sèches* avec
la main, du linge, de la flanelle, des brosses,
pour exciter localement la chaleur et la rougeur
de la peau, de manière à développer la sensibilité

de cet organe et attirer à la surface du corps une plus grande quantité de fluide électrique.

La direction qu'on doit donner aux frictions, le temps de leur durée et la force qu'il faut y mettre, doivent être réglés par le médecin.

« Une remarque qui n'est pas sans importance dans l'emploi des frictions, dit Fabre[1], c'est qu'avant d'en pratiquer une humide, il est utile d'en faire d'abord une sèche sur la même partie, pour exciter la peau : et rendre ainsi la pénétration, c'est-à-dire, l'absorption du médicament plus facile. »

Les médecins hydropathes ordonnent des ablutions avec l'eau froide aux personnes extrêmement faibles qui ne peuvent supporter les bains froids ni la douche. Ces ablutions ne sont que des frictions générales et locales exercées avec de l'eau froide sur les parties malades.

Fomentations.

La fomentation est l'application sur une partie plus ou moins circonscrite du corps, — de flanelle, de morceaux de laine, de coton, de linge, imbibés d'eau pure, de décoctions diverses, chaudes,

[1] Fabre. *Diction. des dictionn. de médecine*, t. IV, p. 501.

froides ou tièdes, dans le but d'introduire dans l'économie, par voie d'imbibition ou indosmose, de l'eau ou d'autres principes médicamenteux, dans une intention thérapeutique.

Comme on le voit, ces fomentations qu'on peut appeler humides, sont très-variables par leur température et leurs qualités particulières.

Les anciens nommaient fomentations *sèches* l'application, sur une partie malade, de linges chauds, ou de sachets remplis de cendres ou sable chauds, de sel en poudre rôti, ou de son, d'avoine, de millet, etc., rissolés.

Les fomentations les plus ordinaires se font avec l'eau et les décoctions émollientes de lin, de guimauve, de son. La manière de composer ces mucilages a été indiquée à l'article *lavements*. Voyez pages 78 et 79.

Avant d'appliquer les fomentations, il faut exprimer légèrement les compresses, de manière qu'elles ne laissent plus échapper le liquide que goutte à goutte, Lorsqu'elles seront étendues, cet écoulement cessera bientôt.

Cataplasmes.

Les cataplasmes sont des remèdes externes, de consistance molle, pâteuse, en forme de bouillie, ayant pour base la mie de pain, des poudres, des farines , des pulpes, etc. , et pour véhicule l'eau ordinaire ou l'eau chargée de principes médicamenteux variables.

Les cataplasmes sont simples et composés. Je ne parlerai ici que des premiers ; la préparation des autres demande des études spéciales, et doit être confiée aux pharmaciens.

Les principales règles à observer pour la préparation des cataplasmes sont les suivantes :

1° Prendre pour base des substances parfaitement pures. Les cataplasmes émollients, faits avec des farines vieillies et ayant subi la fermentation acide, avec des huiles ou des graisses rances, font naître sur la peau des érythèmes, des érysipèles, des inflammations miliaires, pustuleuses ou vésiculeuses.

2° Délayer dans l'eau froide la mie de pain préalablement émiettée, les farines, les poudres ; de manière à former une pâte un peu claire et bien homogène, que l'on fait cuire et épaissir en remuant continuellement. Par là on facilite la combinaison du mucilage avec l'eau, en même temps que l'agitation conserve à la pâte une homogénéité parfaite, et empêche toute adhérence et toute brûlure au fond du vase.

3° Les racines, les bois doivent être lavés, ratissés, râpés, ou bien pilés ; et lorsque ces substances sont bien cuites, il faut les piler de nouveau, de manière à les réduire en pulpe, et les passer ensuite au tamis de crin.

4° Les jeunes tiges, les sommités, les feuilles, fleurs et fruits doivent être soumis à la coction, puis écrasés, pilés, pour en former une pâte molle et douce au toucher. Cette préparation est surtout nécessaire lorsqu'on veut appliquer le cataplasme à nu sur la partie malade.

5° Faire cuire sous la cendre chaude, jusqu'à ce qu'ils soient bien mous, les ognons et les bulbes, que l'on fait bouillir ensuite, afin d'en former un tout bien homogène.

6° N'ajouter les huiles, les graisses, les onguents, lorsque le médecin en prescrit, que lorsque la décoction est finie et encore chaude : — qu'on ait soin de remuer jusqu'à ce que le mélange soit bien fait.

7° Lorsqu'on veut joindre au cataplasme des teintures, des eaux distillées, des acides, il faut en arroser sa surface au moment de l'appliquer, et non pas l'incorporer.

Ainsi préparés, les cataplasmes s'appliquent immédiatement sur la peau, ou bien enfermés entre deux morceaux de toile déjà ramollis par l'usage, et d'une tissure assez lâche pour laisser suinter l'humidité : — ni trop clairs, ni trop épais, leur consistance doit être celle d'une bouillie épaisse qu'on étend de l'épaisseur bien égale de 8 à 10 millimètres. — Trop clairs, ils coulent et salissent inutilement les vêtements et le lit du malade ; — trop épais, ils agissent peu et gênent par leur poids. — Un cataplasme employé trop mince se dessèche promptement et devient comme une croûte dure, capable d'irriter les organes souffrants.

Lorsque la peau sur laquelle on veut appliquer un cataplasme est recouverte de poils, il faut la raser préalablement, afin d'empêcher que la matière du cataplasme ne colle ensemble ces poils, et n'occasionne des tiraillements douloureux.

La température des cataplasmes varie comme l'indication que veut remplir le médecin. — Le plus habituellement cependant on les emploie tièdes ou tels qu'on puisse les approcher de la joue ou les toucher avec le dos de la main sans craindre de se brûler.

Les cataplasmes doivent être renouvelés plus ou moins souvent suivant la nature des substances qui entrent dans leur composition, et la température qu'on veut leur maintenir. Il faut changer toutes les six heures les cataplasmes faits avec de

la mie de pain , du lait, des huiles et autres corps
gras, afin d'empêcher qu'ils ne s'aigrissent et ne
deviennent irritants. Quant à ceux qui sont préparés avec des herbes bouillies et pilées, on peut
les réchauffer et les ramollir en les arrosant avec
une éponge imbibée de l'eau dans laquelle on les
a fait bouillir. — On conçoit qu'il faut renouveler
très - souvent les cataplasmes destinés à agir
comme chauds ou froids ; car l'équilibre de température, qui sans cesse s'établit entre les corps,
les empêche de conserver le degré de calorique
prescrit.

Les effets des cataplasmes se font sentir d'une
manière locale et générale, comme ceux des fomentations. Ils agissent différemment selon leur
température et leur composition. Quand ils renferment des médicaments destinés à être absor-
bés, il est bon de frictionner préalablement la
peau sur laquelle on veut les appliquer, afin de la
stimuler, et peut-être aussi ouvrir mécaniquement
les pores absorbants.

« Les règles à suivre dans l'application d'un
cataplasme, dit Gerdy [1], sont de le prendre par
les bords opposés avec les deux mains ; de le tenir
horizontalement, de crainte que la pâte ne coule

[1] *Traité des bandages*, par P.-N. Gerdy. Paris, 1826.

et ne se ramasse dans les parties déclives ; de ne
pas le traîner sur la partie que l'on en veut couvrir ; de l'appliquer d'un seul coup , s'il est possible, et de l'étendre exactement de manière à ce
qu'il ne forme aucun pli. — On le lève aisément
en le saisissant par un de ses bords , et le soulevant tout doucement jusqu'à ce qu'il soit entièrement détaché de la partie. »

sinapismes.

Les cataplasmes faits avec la farine de moutarde noire s'appellent sinapismes, de σινάπι,
moutarde.

S'il est important, ainsi que je l'ai dit plus
haut, de ne prendre pour base des cataplasmes
que des substances parfaitement pures, ce pré-
cepte est surtout de la dernière rigueur pour la
préparation des sinapismes.

La graine de moutarde noire ou rouge peut
conserver longtemps ses propriétés irritantes,
mais il n'en est pas de même de la farine, qui agit
d'autant plus qu'elle est plus récente.

La bonne farine de moutarde a une couleur
jaune verdâtre, mêlée de petits points noirs ou
violacés qui proviennent de l'enveloppe, un aspect
huileux ; elle s'agglomère par la pression, et ré-

pand une odeur plus ou moins forte, selon qu'elle est plus ou moins anciennement préparée; sa saveur est piquante et amère [1]. »

« Beaucoup de pharmaciens, même à Paris, dit le professeur Trousseau [2], n'ont pas chez eux, de moulin pour broyer la moutarde, et ils l'achètent toute moulue chez les droguistes en gros. Or, ces derniers sophistiquent de toute façon la farine de moutarde; ils y mêlent du marc de colza, de graine de lin, et la teignent ensuite à l'aide d'une substance colorante. » — Cette fraude, si fréquemment pratiquée qu'il n'existe dans le commerce presque point de farine de moutarde pure, est impossible à reconnaître à priori. Et cependant il est urgent, dans un cas pressant, pour conjurer une congestion cérébrale, par exemple, d'avoir un médicament sur lequel on puisse se reposer avec confiance. — « Aussi continue M. Trousseau, ne doit-on compter que sur la farine moulue dans les pharmacies. Les parents et les médecins eux-mêmes n'hésitent pas à envoyer chercher la moutarde chez l'épicier voisin, et il nous est arrivé de laisser huit heures de suite un cataplasme fait avec de la moutarde achetée

[1] Foy. *Cours de pharmacologie*. Paris. 1831.

[2] Trousseau et Pidoux. *Traité de thérapeutique et de matière médicale*, 1re édition. Paris, 1836.

chez un épicier sans qu'il en résultât la moindre cuisson ; tandis que, sur le même individu, un sinapisme préparé de la même manière, mais avec de la graine moulue chez le pharmacien, déterminait après dix minutes une insupportable douleur. »

Quelques pharmaciens préparent pour l'usage, selon le procédé de MM. Derosne et Robinet, une farine de moutarde privée de l'huile grasse qu'elle contient en abondance. Cette nouvelle farine est beaucoup plus âcre et plus vésicante que l'autre. Aussi, les médecins doivent-ils ne point oublier d'indiquer dans la rédaction de leurs formules l'espèce de farine qu'ils veulent employer.

Autrefois les sinapismes se préparaient avec du vinaigre ou de l'eau bouillante ; mais l'expérience a démontré que l'eau trop chaude et les acides avaient la propriété de s'opposer au développement du principe âcre de la moutarde ; — maintenant les sinapismes se font tout simplement avec de l'eau froide.

Cataplasme de moutarde (sinapisme).

Prenez : farine de moutarde ordinaire 250 gram.

eau froide . . quantité suffisante.

Délayez la farine de moutarde dans l'eau, pour

6

obtenir une masse de consistance de cataplasme ; étendez sur un linge, et appliquez à nu.

Lorsqu'on veut mitiger l'action d'un sinapisme, on mêle à la farine de moutarde une quantité plus ou moins considérable de farine de lin. — D'autres fois, on se borne à saupoudrer avec de la farine de moutarde un cataplasme ordinaire de mie de pain ou de farine de lin, et l'on obtient ainsi le *cataplasme sinapisé*.

Les sinapismes peuvent s'appliquer à toutes les parties du corps ; mais plus spécialement à la plante des pieds, sur les cou-de-pieds, aux mollets, aux cuisses.

La durée de leur application est très-variable. « En général, dit Léop. Deslandes [1], plus la peau est fine, vivante, plus la sinapisation est facile. Ainsi, l'effet des sinapismes est, toutes choses égales d'ailleurs, plus rapide, plus intense chez les enfants que chez les vieillards, chez les femmes que chez les hommes, sur des membres pleins de vie que lorsqu'ils sont insensibles et glacés, sur les parties fines de la peau que sur celles dont l'épiderme est épais et calleux. »

On doit retirer les sinapismes, quand le ma-

---

[1] *Dictionn. de méd. et chirur. pratiq.* T. 14.

lade a exprimé par ses plaintes qu'il les a suffisamment sentis ; et, dans le cas où la sensibilité est
éteinte ou émoussée, on ne doit jamais laisser
appliqué plus d'une heure, dit Trousseau, un
sinapisme préparé à l'eau ; — alors on l'enlève,
et on lave avec de l'eau tiède la partie où il a été
appliqué.

CHAPITRE IX.

Souvent les médecins conseillent une application de sangsues dans le but de combattre une congestion, une inflammation locale ; or l'effet de cette application dépend toujours de la manière dont elle a été faite. On conçoit, en effet, que si le médecin veut faire perdre à son malade 500 grammes de sang avec un nombre déterminé de sangsues, — et qu'on n'ait obtenu que quelques grammes seulement, ou une quantité de sang beaucoup plus considérable, parce qu'on n'aura point su ou faire saigner convenablement les piqûres, ou arrêter à propos l'écoulement sanguin ; — on conçoit, dis-je, que le résultat, pour la maladie et le malade, sera tout différent de celui qu'attendait le médecin.

Les sangsues, animaux annélides, de la famille des hirudinées, sont aquatiques, sans yeux ni organes extérieurs apparents : leur corps, oblong et comme tronqué aux deux extrémités, est composé d'un grand nombre d'anneaux musculeux et contractiles. On en connaît un très-grand nombre d'espèces; mais celle qu'on emploie en médecine est la sangsue officinale, qui présente deux variétés : la sangsue grise et la sangsue verte.

Une sangsue est de bonne qualité quand elle prend une forme olivaire lorsqu'on la retire de l'eau; quand elle est grêle, longue, ayant la tête petite, le dos vert, rayé de jaune ou tacheté de noir, et le ventre un peu rouge.

Avant d'appliquer les sangsues, il faut les tirer de l'eau et les tenir à sec dans un vase pendant quelques heures, afin que, plus affamées et avides à sucer, elle s'attachent plus promptement à la peau.

« L'application des sangsues, dit Boyer[1], est une opération qui dure ordinairement fort longtemps. Ainsi, on doit donner au malade une situation dans laquelle il puisse rester commodément pendant toute la durée de cette opération. Une position gênante ajoute à l'inconvénient qui résulte de la longueur du temps employé pour la morsure des sangsues, pour leur succion, pour

[1] Boyer. *Traité des maladies chirurgicales*, t. XI.

l'écoulement du sang après leur chute, et quelquefois pour sa suppression. Obligé de rester dans la même position pendant tout ce temps, le malade s'inquiète, il est plus ou moins fatigué, et pour le moment les symptômes de sa maladie prennent souvent un accroissement sensible. La position du malade est différente suivant l'endroit où l'on applique les sangsues. En général il est mieux, couché dans son lit, lorsque cela est possible, que dans tout autre situation. On doit avoir l'attention de garnir le lit d'une alèze épaisse, et si l'on craint que le sang ne la traverse, placer sous l'alèze un morceau de taffetas gommé. »

La peau sur laquelle on veut appliquer des sangsues doit être rasée, si elle est couverte de poils, — lavée avec de l'eau tiède pour la nettoyer et la priver des odeurs qu'elle peut exhaler, — et frottée de manière à la faire un peu rougir, avec un linge imbibé d'eau sucrée, chaude ou de lait tiède.

On place directement les sangsues une à une en les présentant par leur petite extrémité, et ayant soin de ne les lâcher que lorsqu'elles sont fixées ; mais le plus souvent on les met collectivement enfermées dans un linge que l'on maintient avec la main, ou à l'aide d'un petit verre à liqueur qui sert à les contenir.

Souvent il arrive que les sangsues ne veulent

pas prendre, soit parce qu'elles n'ont pas assez jeûné, soit parce qu'elles ne sont point assez vigoureuses. On a conseillé alors de les frictionner dans les mains chauffées, de frotter la peau avec un peu de sang de pigeon ou de quelque autre animal, ou de la piquer avec une épingle, une aiguille, ou la pointe d'une lancette pour en faire sortir quelques gouttes de sang. Enfin M. Bourgeois a proposé, pour faciliter la préhension de ces animaux, de les placer d'abord pendant quelques instants dans l'intérieur d'une pomme que l'on a creusée : le contact de la chair acidule de ce fruit les stimule, les irrite, et elles prennent ensuite avec promptitude.

Lorsqu'on veut mettre des sangsues sur la membrane muqueuse des fosses nasales, on peut les traverser d'un fil à huit ou douze millimètres de leur extrémité caudale, pour les retenir facilement au dehors.

La nécessité exige-t-elle d'appliquer des sangsues près des ouvertures naturelles du corps humain, il faut auparavant boucher ces ouvertures avec du linge ou du coton ; — et si, malgré ces précautions, on les avait laissées glisser dans quelque conduit, il faudrait de suite pratiquer avec de l'eau salée une injection qui serait réitérée jusqu'à ce que les sangsues soient sorties.

Lorsque les sangues ont fait sentir la douleur lancinante qui annonce qu'elles sont fixées, il ne faut pas les tourmenter de crainte de les faire détacher; encore moins les arracher violemment, ce qui entraîne communément la formation de petits phlegmons très-douloureux attribués, peut-être sans preuve suffisante, à la présence de leurs mandibules dans les morsures qu'elles ont faites. On ne doit point non plus en hâter la chute au moyen de sel, de tabac ou autres irritants, comme on le fait habituellement lorsque quelques-unes tardent trop à se détacher.

Le but qu'on se propose en appliquant des sangsues est de tirer du sang et modifier par là l'état local et même général de l'individu. Or, la quantité de sang perdu doit être appréciée, moins par celle que boivent les sangsues, que par ce qui s'écoule des piqûres faites par ces animaux. La quantité de sang qui s'écoule des piqûres de sangsues varie beaucoup, toutes choses égales d'ailleurs, selon la région plus ou moins vasculaire de la peau où elles sont faites; selon l'âge et le sexe des personnes; selon la constitution plus ou moins lymphatique, chlorotique du sujet; selon le nombre, le calibre et l'espèce de vaisseaux ouverts; selon la profondeur et la largeur des plaies et une foule d'autres circonstances.

« On favorise l'écoulement du sang, dit Martin-Solon [1], en exposant la partie à la vapeur de l'eau chaude, en faisant dessus des lotions avec ce même liquide, en la plongeant dans un bain tiède, ou en la couvrant de cataplasmes chauds et bien humides, de ventouses, etc. On obtient quelquefois, à l'aide de ces moyens, une évacuation sanguine assez abondante pour représenter une saignée générale copieuse. Il faut, en les employant, éviter de laisser la partie découverte et exposée à un refroidissement dangereux. Outre l'avantage d'augmenter la quantité de sang qui doit s'écouler des piqûres de sangsues, la plupart de ces divers moyens facilitent la résolution de l'ecchymose qui les entoure, détergent les lèvres de la plaie triangulaire faite par ces annélides et en rendent la cicatrice plus facile. »

Le médecin doit régler la durée de l'écoulement sanguin selon l'indication qu'il veut remplir. En général, cet écoulement ne dure que quelques heures et cesse de lui-même par la prompte cicatrisation des morsures. Cependant on rapporte quelques cas d'hémorrhagies mortelles observées chez des enfants, à la suite d'application de sangsues que l'on n'avait point assez

---

[1] Martin-Solon. *Dictionn. de méd. et chirur. prat.*, t. XIV.

surveillées. Dernièrement encore, je fus appelé la nuit pour arrêter un écoulement de sang qui se faisait depuis dix heures par une seule piqûre de sangsue, les autres étant déjà fermées, chez un adulte fort et sanguin, tombé dans une syncope profonde.

Plusieurs moyens ont été conseillés pour prévenir de pareils accidents. Tous ont pour but d'arrêter l'hémorrhagie, — soit en favorisant la formation d'un caillot qui bouche l'orifice des vaisseaux sanguins divisés, tels que charpie râpée, linge brûlé, amadou ; — soit en crispant ces mêmes vaisseaux, eau salée, alun, baume du commandeur, créosote ; dans les cas les plus rebelles on a employé la cautérisation avec la pierre infernale, ou un stylet de fer rougi au feu. Un moyen qui m'a toujours parfaitement réussi, est la compression exercée pendant une heure au moins sur chaque piqûre isolément, à l'aide du doigt pressant sur de petits morceaux d'agaric bien mous et disposés en cône.

Malgré ces remèdes que je conseille d'employer immédiatement dans les hémorrhagies dangereuses, et qui toujours seront suivis de succès, s'ils sont convenablement appliqués, — je recommande, cependant, d'appeler de suite le médecin, quand on voit pâlir et s'affaisser un malade à qui l'on a posé des sangsues.

Le prix élevé des sangsues et la rareté de ces annélides allant chaque jour en croissant , ont fait chercher les moyens d'utiliser celles qui avaient déjà servi. On les fait alors dégorger en les tenant pendant quelque temps la tête en bas, ou en leur mettant sur le dos une petite pincée de cendre froide ou de sel de cuisine : on les lave ensuite dans de l'eau tiède , et on les place dans de grands vases contenant de l'argile ou du sable de rivière et dont l'eau est renouvelée tous les jours. Ce n'est que plusieurs mois après , — qu'elles peuvent servir de nouveau; — encore périssent-elles en grand nombre.

On lit dans le journal de chirurgie rédigé par M. Malgaigne, *n° de mars* 1844, *p.* 88, que M. Olivier, docteur-médecin à Pont-de-l'Arche (Eure), a obtenu de la Société d'encouragement pour l'industrie nationale une médaille d'or de 300 fr., pour avoir imaginé le meilleur moyen de rendre les sangsues propres à plusieurs succions successives. M. Olivier conseille de percer les sangsues qui viennent de sucer, sur la partie latérale du dos, vers le milieu du corps, dans un pli de la peau et parallèlement à ce pli. Avec la lame d'un petit instrument tranchant, comme scalpel , lancette ou canif, on fait, un peu obliquement d'arrière en avant, une ouverture d'environ deux millimètres, suivant la force de la sangsue qu'on tient bien et dont on facilite le dégorgement par une légère pression. On peut, en une minute au plus, dégorger facilement et complétement une sangsue. Une fois dégorgées et bien lavées, les sangsues sont remises dans un bocal avec de l'eau de pluie ou de rivière, et un peu d'herbes fraîches, comme la renoncule aquatique, pour qu'elles puissent dans leurs mouvements se débarrasser facilement des mucosités qu'elles rendent quelquefois en abondance et qui s'enlacent autour de leur corps. L'auteur a pratiqué cette petite opération sur quarante sangsues qui se rétablirent assez promptement, purent de quinze à dix-huit jours après, être appliquées de nouveau sur deux personnes différentes, et prirent toutes comme la première fois.

L'observation a démontré que des maladies contagieuses, telle que la syphilis, avaient été inoculées par des sangsues qui avaient précédemment servi à des personnes affectées de maladies spéciales. Il faut donc user de prudence à cet égard. — Il serait mieux de ne jamais faire servir deux fois les mêmes sangsues.

CHAPITRE X.

EXUTOIRES.

—

Vésicatoire. — Cautère. — Séton.

Parmi les divers moyens que la médecine emploie fréquemment pour combattre les maladies soit aiguës, soit chroniques, — les exutoires tiennent sans contredit un rang très-important. Ces exutoires sont les vésicatoires, les cautères et les sétons.

VÉSICATOIRE.

Le vésicatoire (de *vesica*, vessie, ampoule) est un mot dont on se sert également — pour désigner l'emplâtre propre à faire naître des vésicules sur la peau, — et pour indiquer la plaie superficielle qui résulte de la vésication.

Divers moyens sont employés pour produire la vésication. Le choix de ces moyens, les dimensions de la plaie qu'on veut obtenir, l'endroit propre à l'indication thérapeutique — sont des choses graves qui toujours doivent être désignées par le médecin. Il serait même convenable qu'un homme de l'art appliquât et pansât lui-même les vésicatoires; mais comme cela n'est pas toujours possible, je dois indiquer ici la manière de poser et soigner ces exutoires.

Les vésicatoires peuvent être appliqués sur tous les points de la surface du corps.

La peau préalablement rasée, si elle est couverte de poils, doit être frictionnée avec un linge trempé dans le vinaigre afin d'y appeler le sang, et produire une espèce de rubéfaction qui favorisera l'effet de l'emplâtre : celui-ci sera ensuite appliqué, recouvert d'une compresse de toile et assujetti avec une bande roulée de manière à l'empêcher de glisser pendant les mouvements du malade, et à ne point gêner la circulation du sang dans les vaisseaux sous-jacents.

Dix à douze heures après, la vésication est produite, et il faut alors procéder au pansement.

Si le vésicatoire est appliqué dans l'intention de produire une vive irritation, et une violente douleur, il faut, après avoir incisé la circonfé-

rence de la vésicule, et même sans cette précaution, saisir l'épiderme, l'enlever avec rapidité,
et appliquer sur le derme, mis à nu, une feuille
de poirée ou un linge enduit de beurre frais, de
cérat ou de quelque autre corps gras, qu'on a eu
la précaution de faire chauffer, en hiver, pour
mettre sa température en rapport avec celle de
la peau, et que l'on recouvre d'une compresse
de toile assujettie avec une bande roulée de la
même manière que pour l'application primitive
du vésicatoire.

Lorsque la douleur causée par la vésication est
suffisante, que le sujet est très-sensible et que
l'emplâtre n'est appliqué qu'afin de former un
exutoire, on se contente de percer avec des ciseaux la partie la plus inférieure de la vésicule,
afin de faciliter l'écoulement de la sérosité, —
et le reste du pansement se fait comme dans le
cas précédent.

On continue de panser tous les jours de la
même manière, — si le vésicatoire doit être
simplement volant. Mais si l'on désire obtenir un
vésicatoire permanent, — il est nécessaire, au
bout de trois ou quatre jours, de changer le
mode de pansement, afin d'exciter et entretenir
la suppuration. Mille moyens ont été préconisés
dans ce but. C'est ainsi qu'au lieu de beurre ou

de cérat, on se sert, pour enduire la première pièce du pansement, de pommades irritantes qui doivent être combinées avec les graisses, de manière à provoquer, suivant l'indication, des degrés variables d'irritation et de suppuration. MM. Albespeyres et Leperdriel, pharmaciens à Paris, ont inventé, le premier, un papier, — le dernier, un taffetas, qu'ils ont qualifiés de rafraîchissants et épispastiques. Ce sont des substances, papiers et taffetas, chargées à divers degrés de principes médicamenteux irritants; ce qui établit des papiers et taffetas de plusieurs numéros, ou degrés différents d'activité. Ces moyens sont bons et d'une application beaucoup plus facile que les pommades épispastiques : — mais dans le pansement d'un vésicatoire permanent, il est souvent nécessaire de passer alternativement d'un degré plus faible à un plus fort, *et vice versâ,* — ce qui rend le traitement assez coûteux pour les pauvres. Or, je conseille à ceux-ci l'usage du taffetas gommé, qui, tout en facilitant la suppuration, empêche les vésicatoires de se sécher trop promptement et de devenir douloureux. On en taille un morceau de la forme du vésicatoire, mais d'une étendue un peu plus grande, un centimètre au moins en plus. Ce morceau est enduit, sur l'une de ses faces, de beurre frais, de cérat, de pommade épispastique pure ou mitigée, puis appliqué immédiatement sur la plaie. Deux morceaux de taffetas gommé, lavés avec de l'eau tiède et employés alternativement, peuvent servir pendant quinze jours au pansement d'un vésicatoire : — leur prix est de dix à quinze centimes. Ce taffetas se trouve partout, en toute saison, et est bien préférable aux feuilles de vigne, de poirée, de laitue, de choux, parcourues de nervures qui, bien qu'aplaties, les rendent rugueuses, inégales, — qui, par les chaleurs et dans les grandes fièvres, se dessèchent promptement, contractent avec le derme des adhérences douloureuses, et exhalent une odeur nauséabonde plus ou moins repoussante.

CAUTÈRE.

Le cautère est un petit ulcère créé par l'art, et dont on entretient à dessein la suppuration dans un but thérapeutique.

Les cautères peuvent être établis sur presque tous les points de la surface du corps ; — cependant, comme l'observe judicieusement Boyer[1], on ne doit jamais les placer sur un os peu couvert, ni directement sur un tendon, ni fort près d'un

[1] Boyer. Ouvrage cité.

gros vaisseau sanguin ou d'un nerf, ni sur le corps d'un muscle. Le plus ordinairement on les ouvre au bras, à la cuisse ou à la jambe.

Il existe plusieurs manières d'établir un cautère : 1° par la conversion d'un vésicatoire en cautère; 2° par une incision pratiquée à la peau ; 3° par la cautérisation à l'aide d'une substance caustique. Comme c'est au médecin de pratiquer cette opération, et à l'endroit qu'il a jugé le plus convenable, je n'en parlerai point ici. Occupons-nous seulement du pansement consécutif des cautères.

Quel que soit le procédé employé pour l'établir, le cautère demande des soins quotidiens et qui sont toujours les mêmes : — ils consistent à introduire dans la plaie un petit corps étranger, pois, pois d'iris, boule de cire, d'orange, etc., — que l'on recouvre d'une feuille de lierre, ou d'un petit carré de sparadrap, de diachylon gommé, ou de quelque autre substance ayant propriété suppurative; — on met par-dessus une compresse, et l'on maintient le tout par quelques tours de bande ou d'un bandage convenable.

Les cautères doivent fournir un pus convenable ; mais quelquefois, ils ne suppurent pas du tout, ou suppurent trop, ou bien ils sont douloureux.

Quand la suppuration diminue ou cesse presque entièrement , il faut la provoquer en employant quelque pommade stimulante dont on enduit le petit corps étranger placé dans la plaie. La suppuration trop abondante sera diminuée, en diminuant le volume du pois préalablement trempé dans le cérat de Galien. La douleur d'un cautère est occasionnée par l'inflammation et provient souvent des pois employés ; un cataplasme de mie de pain , ou de farine de lin, appliqué le soir en se couchant, suffira pour calmer cette douleur.

M. Leperdriel[1], pharmacien à Paris, frappé des plaintes journalières des médecins et des malades, sur les inconvénients des différentes sortes de pois employés pour les cautères, est parvenu à en confectionner qui offrent toutes les qualités désirables, en unissant du caoutchouc à diverses substances, telles que la racine de güimauve pour faire des pois adoucissants, de l'écorce de garou pour faire des pois suppuratifs. Avec ces deux sortes de pois, on adoucit ou l'on excite le cautère suivant le besoin ; quand il se ralentit, on met plusieurs jours de suite des pois au garou, puis de temps en temps à la guimauve ; — si, au contraire, la plaie est très-excitée, on emploie plus souvent des pois à la gui-

---

[1] Leperdriel. *Notice sur les cautères·*

mauve ; — enfin quand le cautère va bien, on alterne, un jour l'un, un jour l'autre, de ceux au garou et de ceux à la guimauve.

Le même pharmacien prépare également un taffetas dit *rafraîchissant*, qui remplace avec avantage les papiers et toiles gommés, la feuille de lierre, etc. ; et des compresses en papier lavé, très-spongieuses, commodes pour tout le monde, précieuses pour les voyageurs, et qui ne coûtent qu'un centime pièce, c'est-à-dire moins cher que le blanchissage de celles en toile.

Si des excroissances fongueuses s'élèvent du pourtour du cautère et s'étalent en forme de champignon, on les réprime en les couvrant d'alun calciné, ou en les touchant avec un crayon de pierre infernale.

« A chaque pansement, » dit Boyer, [1] « il est nécessaire de faire une légère compression sur le pois ; car les chairs du fond de l'ulcère croissant trop vite, le chasseraient peu à peu, et l'ouverture se remplirait. Si, malgré cette précaution on trouve à chaque pansement la boule presque entièrement hors du trou, et la profondeur de celui-ci considérablement diminuée, il faut placer sur l'emplâtre qui assujettit cette boulette une

---

[1] Boyer. Ouvrage cité.

compresse graduée, ou une bandelette de d'em-
chylon gommé, que l'on serre suffisamment pour
empêcher le pois de sortir de l'ulcère. »

SÉTON.

Le séton est un exutoire qu'on forme en per-
çant la peau en deux points correspondants, à
travers lesquels on passe une mèche de coton,
ou une bandelette de linge effilée des deux côtés,
pour entretenir la suppuration.

L'établissement du séton devant toujours être
confié à un homme de l'art, il ne sera question
ici que du pansement de cet exutoire.

Le pansement du séton consiste à retirer chaque
jour de la plaie, et à retrancher avec des ciseaux
la portion de mèche ou de bandelette qui y a sé-
journé, et à lui en substituer une autre.

Pour procéder à ce pansement, — on commence par froisser avec les doigts et enduire de
cérat ou autre corps gras, la mèche ou bandelette dans une étendue de quatre ou cinq centimètres environ; — ensuite, on saisit avec les
doigts, ou mieux avec une pince à pansement, le
bout qui sort de la plaie; — on tire lentement et
avec douceur, de manière à substituer la portion
graissée à celle qui était sous la peau et qui est

imprégnée de pus ; — celle-ci est coupée d'un seul coup de ciseaux, en en laissant toutefois un petit bout qu'on renverse sur le côté opposé ; — on applique sur les plaies un petit plumasseau de charpie enduit de cérat et qu'on recouvre d'une compresse ; on roule sur elle-même, et on place dans les plis de la compresse toute la portion neuve de la mèche, afin d'éviter qu'elle ne soit souillée et durcie par le pus ; — et l'on soutient le tout à l'aide d'un bandage approprié à la région.

Le séton, ainsi que le cautère, doit être pansé tous les jours, et même deux fois par jour, si la suppuration est très-abondante.

« Lorsque[1], par suite de pansements souvent réitérés, la bandelette est usée, on lui en substitue une autre, en faisant à l'extrémité de chacune d'elles, une boutonnière ; — on introduit ensuite l'extrémité de l'ancienne dans la nouvelle, et on fait passer toute la longueur de celle-ci dans la boutonnière de l'autre ; — après les avoir ainsi fixées ensemble et les avoir graissées, on fait passer dans la plaie la bandelette nouvelle, en tirant sur l'ancienne qu'on retranche. Si l'on veut procéder au renouvellement d'une mèche, — on sé-

---

[1] Sabatier. *Médecine opératoire*, nouv. édit., Paris, 1832.

pare les fils qui composent celle des deux qui est prête à finir; — on interpose, dans leur écarte- ment, l'extrémité de celle qui est destinée à la remplacer, et qu'on a préliminairement roulée entre les doigts pour lui donner le moins de vo- lume possible; — on rassemble et l'on fixe, au moyen d'une soie ou d'un fil tourné circulaire- ment et noué, les fils de la première autour de l'extrémité de la seconde; — puis on termine l'opération de la même manière que pour le rem- placement d'une bandelette. »

Si, durant le cours du traitement, la portion de peau comprise entre les deux plaies devient le siége d'une inflammation, on combat celle-ci à l'aide de cataplasmes émollients.

Si, au contraire, il y a défaut d'irritation et de suppuration, on fait usage de pommades irri- tantes ou suppuratives dont on enduit la mèche ou bandelette.

Généralités sur les pansements. Mon intention n'est point de donner, sous ce titre, les préceptes qui doivent diriger la pratique des pansements. Ces préceptes sont exposés dans tous les traités de médecine opératoire et de chirurgie; et ce n'est pas d'ailleurs pour les chirurgiens que j'é- cris. Je veux seulement dire en quelques mots ce que tout garde-malade doit savoir avant de panser un exutoire, que ce soit un vésicatoire, un cautère ou un séton.

Outre les objets ci-dessus indiqués, on se sert pour les pansements de charpie, de compresses et de bandes.

1° *La charpie* est un assemblage de filaments retirés du linge qu'on a effilé, ou une sorte de duvet pulvérulent qu'on en a séparé en le râtissant avec la lame d'un couteau : de là, la charpie *brute* et la charpie *râpée*. « La charpie, dit le professeur Gerdy [1], ne doit être faite que par des personnes propres et dans un lieu propre. Des gens sales, grands priseurs, couverts de vermine, ou affectés de la syphilis peuvent lui communiquer des propriétés malfaisantes ou dangereuses. »

2° *Les compresses*, pièces de linge simples ou pliées en plusieurs doubles, d'épaisseur et de grandeur variables, doivent être faites de linge très-propre, demi-fin, sans ourlets, ni lisières, ni plis irréguliers.

3° *La bande* est une sorte de lien de toile ou de coton plus ou moins long, plus ou moins étroit, que l'on fait avec du linge semblable à celui qui

[1] Gerdy. Ouvrage cité.

sert à la préparation des compresses, mais qui doit être un peu plus solide. Il faut que les bandes soient coupées à droit fil, sans ourlets, ni reprises, ni lisières ; — que les portions dont elles se composent soient cousues à surjet rabattu ; — et qu'elles soient roulées également et le plus serré possible en un ou deux cylindres.

Avant de procéder au pansement, il faut préparer toutes les choses nécessaires pour cette opération, et mettre le malade dans une position commode.

Un pansement doit toujours être fait — *mollement*, afin de ne donner à la plaie aucune secousse qui pourrait exciter inutilement de la douleur : en conséquence, il faut arroser avec de l'eau tiède les bandes ou compresses, lorsqu'elles sont très-adhérentes et durcies par le pus desséché qui les pénètre ; — *proprement* : lavez avec de l'eau fraîche en été, et tiède en hiver, le pourtour des exutoires, afin de rafraîchir la peau et la priver de l'humeur plus ou moins épaisse et visqueuse qui s'écoule des plaies ; — humeur quelquefois si âcre, qu'elle corrode la peau et produit une vive inflammation et une démangeaison insupportable ; — *promptement*, afin que le malade et la plaie ne soient point trop longtemps exposés au contact de l'air et du froid.

J'ajouterai enfin qu'il faut panser tous les jours à la même heure , autant que possible le matin, deux fois par jour par les grandes chaleurs de l'été et quand la suppuration est très-abondante.

CHAPITRE XI.

CONDUITE DU GARDE-MALADE, ENVERS LUI-MÊME, ENVERS LES MÉDECINS, ENVERS LES MALADES.

Envers lui-même. Le garde-malade doit s'attacher d'une manière toute spéciale à plaire aux malades et à gagner leur confiance. Pour arriver à ce double but, — aux mouvements d'impatience et même de brusquerie, aux moments d'humeur et de caprice, occasionnés par la maladie et la douleur, il n'opposera que la douceur et la patience; il ranimera, soutiendra, donnera de l'espérance et de la résignation au malade abattu, désespéré, en faisant lui-même refléter sur son visage la tranquillité et l'espérance, et surtout en témoignant la plus grande confiance dans le traitement qui est prescrit.

Celui-là perd à tout jamais la confiance d'un malade, augmente son agitation et aggrave ses maux, qui s'offense de ses paroles, quelque vives et injurieuses qu'elles soient, et veut redresser un jugement ou contredire une opinion contraires à sa manière de voir.

La plus grande discrétion est nécessaire au garde-malade : il doit donc s'accoutumer à garder le silence le plus absolu sur tout ce qu'il voit, sur les petites tracasseries intérieures, les divisions de famille et les circonstances ou événements particuliers qui peuvent intéresser l'honneur des familles et des individus.

Il faut renvoyer immédiatement tout garde-malade sale et dégoûtant, ou pour lequel le malade aurait une vive répugnance.

Envers les médecins. Les garde-malades doivent écouter avec la plus grande attention ce que prescrit le médecin, exécuter ponctuellement et avec docilité ce qui leur est ordonné, et rendre un compte exact de ce qu'ils ont observé dans l'intervalle des visites.

Simples instruments dont on se sert pour appliquer aux malades le traitement jugé nécessaire par les médecins, — leurs fonctions doivent se borner à aider ceux-ci dans leurs besoins, et à soulager, consoler les malades.

Il faut chasser impitoyablement et signaler comme dangereux tout garde-malade qui se permet de censurer le savoir et la conduite des médecins, et de faire des changements dans la nature ou l'ordre des prescriptions : — une pareille conduite est diamétralement opposée à la guérison du malade, soit en donnant des remèdes contre-indiqués , par conséquent nuisibles , soit en négligeant ce qui est nécessaire.

Que le peuple sache bien que ni l'habit, ni les pratiques religieuses ne donnent pas la science des maladies ni des médicaments. Les religieux et religieuses qui exercent la médecine et la pharmacie , se dirigent d'après une routine souvent aveugle ; et le moindre mal qu'ils puissent occasionner est de faire perdre au malade un temps précieux.

Envers les malades. Soyez toujours prêts à voler au secours des malades, à prévenir leurs besoins, à les aider et les soulager dans leurs mouvements : les petits soins et les attentions particulières les flattent et contribuent à leur tranquillité. Cependant, étudiez avec adresse le caractère et les goûts de chacun ; car, tel aime qu'on s'occupe de lui ; tel autre, incommodé de soins trop empressés , veut qu'on le laisse tranquille et livré à lui-même. Évitez avec soin de devenir fatigants et incommodes.

Ne faites aucune question inutile ou désagréable, ni aucun récit capable d'inquiéter le malade et de lui déplaire. Écartez adroitement les visites

inutiles, les personnes indiscrètes, les donneurs
de nouvelles, les bruits fâcheux. Généralement,
on se croit obligé de visiter les malades, sous
peine de manquer aux lois de la politesse ou de
l'amitié. Les visites sont toujours inutiles et
même dangereuses : on fait causer les malades,
on les force à raconter les moindres circonstances
de leur maladie et de leur traitement; — tout
cela fatigue et agite un malade, souvent épuisé
par la fièvre et la douleur. En outre, il est rare
que ces visiteurs curieux et égoïstes ne se permettent pas, sur la conduite du médecin traitant,
quelques réflexions capables de détruire la confiance des malades, de leur inspirer des craintes,
d'augmenter leur inquiétude, d'énerver leur
courage, d'autoriser leur indocilité, et par conséquent aggraver leur maladie. Pendant ces visites,
souvent fort longues, le malade peut éprouver un
besoin que, par timidité, bienséance ou autres
raisons, il n'ose satisfaire; ce qui lui occasionne
des douleurs, et quelquefois des accidents fort
graves.

En général, amusez les enfants, causez avec
les femmes, parlez peu aux hommes, flattez les
poètes, les artistes, les auteurs; consolez les pauvres, et priez avec les dévots.

Ce n'est point assez de tenir propre la chambre

des malades, — il faut encore que les malades
eux-mêmes soient tenus dans un état de propreté
continuelle. « Profitez, » dit Fodéré[1], « soit
dans les maisons particulières, soit dans les hôpitaux , du commencement de la maladie pour laver les pieds , les bras, les mains , le cou et le
visage du malade ; pour le tondre et le peigner
s'il a de la vermine. Ces soins ne peuvent plus
avoir lieu durant le cours de la maladie, et on ne
doit se les permettre dans la convalescence que
sous l'ordonnance du médecin. »

Contrairement à certains préjugés fortement
enracinés, surtout dans les campagnes, — on ne
doit pas craindre de remuer un malade, de faire
son lit et changer ses draps : ces soins, qu'il faut
donner aux malades *aussi souvent que leur situation et leurs forces le permettent*, les soula-
gent, les rafraichissent et concourent à leur procurer un repos salutaire.

Si le malade ne peut se tenir levé pendant
qu'on fait son lit et qu'on renouvelle ses draps,
— on le fait coucher sur un canapé, sur une
chaise longue, ou mieux, sur un autre lit.

S'il est trop faible pour pouvoir se lever et aller sur un autre lit, ou si des raisons spéciales ,

[1] Fodéré. Ouvrage cité.

tirées du genre de maladie, ne permettent même pas ce mouvement, on le porte sur l'autre lit, de la manière suivante : — Une personne forte et adroite lui passe un bras sous les jarrets, et l'autre sous les deux bras, le soulève ainsi et le transporte sur l'autre lit, qui doit être tout préparé et découvert. Cette manière de transporter un malade d'un lit dans un autre est simple, prompte, nullement fatigante pour le malade, et peut s'appliquer à tous les cas : elle est préférable à cette autre qui consiste à dresser et disposer un lit de sangles qu'on approche du lit du malade, et sur lequel celui-ci se roule.

A moins que la maladie et le traitement n'exigent le contraire, — il faut avoir égard, en faisant le lit, aux habitudes du malade : l'un veut avoir la tête plus ou moins élevée; un autre, le lit plus ou moins plat, plus ou moins en pente : c'est une habitude contractée; on éprouve une gêne, un malaise, quelquefois de l'insomnie, si le lit est fait autrement. Il ne faut donc en rien contrarier un malade.

Les draps de lit, les chemises, camisoles, bonnets et autres vêtements à l'usage des malades doivent toujours être de linge à demi usé, blancs de lessive, sans humidité ni odeur, et chauffés à la température du corps du malade. Au lieu de bassinoires, qui souvent donnent de l'odeur et laissent échapper de la cendre et du feu, il vaut mieux se servir, pour chauffer le lit et les vête-ments, d'un moine ou de vases fermés, remplis d'eau bouillante : la chaleur en est plus douce et plus égale.

Quand vous changez de chemise au malade, mettez celui-ci à l'abri des courants d'air, et soyez le plus diligent possible.

CHAPITRE XII.

CONDUITE DU GARDE-MALADE, EU ÉGARD AUX PHÉNOMÈNES DES MALADIES.

Vomissements. Que le vomissement soit spontané ou provoqué par des moyens émétiques, — il fatigue plus ou moins les malades. Il faut donc venir au secours de ceux-ci, en leur procurant une situation commode qui facilite le vomissement sans augmenter leur fatigue.

La personne qui vomit doit être placée sur son séant, en lui soulevant le dos avec deux ou trois oreillers posés l'un sur l'autre d'une manière graduée, en sorte qu'immédiatement après le vomissement, elle puisse se reposer sur ces oreillers en se laissant aller en arrière ; debout à côté d'elle, on lui soutient la tête, en passant un bras derrière celle-ci, et ramenant en avant la main qu'on appuie fortement sur le front ; tandis qu'avec l'autre main on tient la cuvette destinée à recevoir les matières vomies.

Cette manière simple , agréable aux malades,

est la plus propre à rendre le vomissement aisé et à prévenir les secousses que la tête pourrait éprouver : en effet, au moment des efforts qui accompagnent le vomissement, la tête, que les malades penchent alors, se trouve comme emboîtée dans le pli du bras, soutenue et appuyée contre la poitrine de l'assistant par la main placée sur le front.

Les matières vomies doivent être étudiées avec soin, et même conservées pour les montrer au médecin. Leur quantité, leur qualité, leur couleur et leur odeur offrent des signes précieux pour le diagnostique des maladies.

Évacuations alvines. De même que le vomissement, les évacuations alvines sont spontanées ou provoquées par des substances purgatives.

Si le malade a la force de se lever et de descendre de son lit, — on le fait asseoir sur une chaise percée, ou, à son défaut, sur des vases de nuit, élevés, solides, à bords larges et plats, afin qu'il puisse commodément se placer dessus, sans se blesser.

Que le malade, dans cette position, ne soit jamais laissé seul, en chemise et les pieds nus sur le plancher, la terre ou le pavé ; il faut l'envelopper dans une robe de chambre, un manteau ou une couverture, et lui mettre aux pieds des sandales ou babouches préalablement chauffées en hiver et même en été, s'il est en moiteur.

Si , à cause de sa faiblesse ou de la nature de sa maladie , le malade ne peut ou ne doit point se lever pour évacuer , — on le soulève légèrement et doucement en le laissant appuyé sur ses oreillers, et on passe sous lui un bassin plat dont les bords doivent être préalablement chauffés, ou mieux recouverts d'un bourrelet de linge doux. — La meilleure manière de soulever un malade qui ne peut s'aider en s'appuyant sur ses mains ou en se suspendant à une corde placée en haut de son lit , est la suivante : une serviette de toile solide, pliée en deux suivant sa longueur, est placée sous les fesses et les lombes du malade ; deux aides, l'un à droite , l'autre à gauche , saisissent les extrémités de ladite serviette, et, par un effort simultané, lent et progressif , soulèvent ainsi le malade , sans fatigue pour lui ni pour eux-mêmes ; une troisième personne place et retire le bassin ; les deux aides replacent le malade dans sa position primitive, en l'abandonnant lentement et progressivement à son propre poids. — Si faible qu'il soit, et quelque répétés que puissent être ses besoins, un malade peut toujours être ainsi soulevé.

Mais il arrive souvent , dans les grands troubles du système nerveux que le malade , ayant perdu toute perception , rend involontairement l'urine et les matières fécales, *se laisse aller sous lui,* comme on dit : — alors on plie un drap en plusieurs doubles et suivant sa longueur, de manière à lui donner un demi-mètre environ de largeur; on le passe sous le malade, en ayant soin d'arrêter une de ses extrémités à un côté du lit, et de rouler l'extrémité opposée. Lorsque le malade a poussé une selle, on le soulève comme je l'ai indiqué plus haut, et l'on tire doucement le drap du côté où il est arrêté, en ayant soin de rouler, à mesure que l'on tire, la portion qui est salie, tandis que l'on déroule le côté opposé. Il faut tenir ce drap toujours bien tendu, pour éviter des plis qui pourraient blesser , ou au moins incommoder le malade. — Cette manière de procéder est bonne , sans doute , mais elle a le grave inconvénient d'entretenir auprès du malade un foyer d'infection. Il est bien préférable d'avoir des pièces de linge usé, piquées ou pliées plusieurs fois sur elles-mêmes, qu'on peut facilement enlever et remplacer par d'autres, chaque fois que le malade s'est sali.

Le garde-malade doit compter avec attention le nombre des selles rendues par le malade ; observer leur quantité, leur consistance, leur couleur, leur odeur ; examiner avec soin si elles contiennent du sang ou des vers ; en réserver quelques-unes pour être présentées au médecin à qui l'on doit rendre compte de tout, ainsi que de la facilité ou difficulté avec laquelle le malade a évacué.

Chaque fois que le malade a été à la selle, il faut avoir le plus grand soin non-seulement de l'essuyer, mais encore de lui laver le fondement avec une éponge imbibée d'eau froide ou tiède suivant la saison et la maladie. Il faut aussi examiner avec attention l'état des fesses et du sacrum, car souvent il arrive, lors même que le malade ne se plaint pas, puisqu'il ne sent pas toujours son mal, que ces régions s'enflamment, s'excorient et deviennent le siége de plaies gangréneuses fort graves.

Les matière fécales exhalant toujours une odeur plus ou moins pénétrante, — il est de rigueur, après une évacuation, d'ouvrir les portes et fenêtres de la chambre, afin d'accélérer le renouvellement de l'air, et de faire une fumigation, en brûlant du vinaigre, du sucre, du genièvre, des pastilles ou autres substances aromatiques.

Urines. Les soins et précautions concernant les évacuations alvines s'appliquent sans modification à la miction ou excrétion des urines. Les vases destinés à cette fonction, urinal pour les hommes et bassin pour les femmes, doivent être chauffés ou garnis de linge doux, afin de n'occasionner aucune impression désagréable.

Il faut observer, pour en faire part au médecin, la quantité des urines; leur odeur, aigre, fétide, etc.; leur couleur aqueuse, jaune, rouge, noire, huileuse, etc.; leur saveur plus ou moins piquante ou sucrée : sont-elles proportionnées à la quantité de boisson? sont-elles claires, troubles, chargées d'écume? ont-elles un sédiment, un dépôt? contiennent-elles du sang, de la gravelle? etc.

Un médecin observateur a toujours besoin d'examiner lui-même les urines; car elles renferment de grands éléments de diagnostique. Pour cela, il faut mettre et conserver, dans des verres bien clairs et aussi larges vers leur fond que vers leurs bords, de l'urine rendue par le malade à diverses époques de la journée, comme le matin, le milieu de la nuit et le soir.

Sueur. La plupart des maladies et presque toutes les maladies aiguës, se terminent par une crise qui se fait à travers les pores de l'épiderme et qu'on appelle *sueur*. Cette excrétion cutanée n'est pas toujours favorable aux malades; —

quelquefois elle les épuise inutilement et les jette dans la prostration : il est des cas où sa suppression, résultant du plus petit refroidissement, peut occasionner des accidents fort graves et même la mort. Considérée comme évacuation critique, la sueur exige donc de la part du garde-malade les plus grandes précautions.

Au médecin seul, il appartient de juger si une maladie doit ou ne doit pas se terminer par la sueur : lui seul doit décider s'il faut patiemment attendre les efforts de la nature, ou s'il faut provoquer, exciter celle-ci : lui seul donc aussi doit indiquer le temps où il faut faire suer et choisir les moyens sudorifiques.

Le garde-malade ne doit jamais provoquer la sueur, *à moins que cela ne lui ait été ordonné,* en élevant la température de la chambre, en surchargeant le malade de couvertures, en l'enfermant dans des rideaux, en l'abreuvant de boissons chaudes et échauffantes, telles que le thé, le vin chaud sucré, l'eau-de-vie brûlée, le punch, etc. — Cette pratique peut avoir les suites les plus fâcheuses.

La sueur, comme je l'ai dit plus haut, n'est pas toujours utile : quoique critique, elle devient parfois trop longue, fatigue, affaiblit et épuise les malades ; c'est encore au médecin de décider les cas où elle doit être arrêtée. On parvient à ce résultat, en essuyant les parties en sueur, en faisant changer de linge au malade, en le faisant tenir sur son séant, en diminuant le poids des couvertures, en rafraîchissant insensiblement l'air de la chambre, et en donnant aux boissons une température qui, sans être absolument froide, soit plutôt fraîche que tiède.

Quand le médecin a jugé que la sueur est critique et avantageuse, — il faut engager le malade à rester tranquille dans son lit, à ne pas se remuer de côté et d'autre en s'agitant et se tourmentant, à ne pas écarter ses genoux, ni les tenir élevés; à ne pas se donner de l'air et se rafraîchir en soulevant et laissant retomber sa couverture en guise de ventilateur. Il faut lui donner fréquemment et abondamment des boissons délayantes qui ne doivent être ni froides [1]

[1] Les médecins hydrothéropathes font suer leurs malades en les emmaillottant tout nus dans d'épaisses couvertures de laine. « Dès que la sueur commence à sortir, dit Bigel, on ouvre la fenêtre, et on fait boire tous les quarts d'heure ou toutes les demi-heures un verre d'eau froide. C'est alors que l'on voit la sueur percer le lit et couler même sur le plancher. On en recueille quelquefois plusieurs livres dans des vases placés à cet effet sous la couchette. Dès qu'on veut cesser de suer, on se fait démaillotter, puis on se mouille la tête et la poitrine

ni chaudes, mais simplement dégourdies en hiver et à la température de l'atmosphère en été. Il faut éviter d'ouvrir les portes et fenêtres de la chambre, de tirer sans précaution les rideaux du lit, de remuer et soulever le malade à moins d'un besoin très-pressant, de le découvrir pour le faire boire; s'il ne peut avaler étendu sur le dos, on le soulève légèrement, mais de manière à soulever en même temps son oreiller appliqué contre son corps.

Quelque abondante que soit la sueur, quelle que soit la force avec laquelle elle ruisselle de tout le corps, on ne doit jamais permettre au malade de changer de chemise, ni de bonnet; on ne doit pas même l'essuyer. Si son impatience est trop grande, contentez-vous seulement de lui sécher le visage avec des linges un peu chauds, et de placer entre la chemise et la peau des linges chauds qu'on retire dès qu'ils sont mouillés et qu'on peut renouveler : mais que cela soit fait promptement et avec beaucoup de précautions; encore il vaudrait mieux ne pas le faire.

Lorsque la sueur commence à se refroidir, il faut sur-le-champ changer les vêtements du ma-

et on se jette dans un bain d'eau froide. » Bigel. *Manuel d'hydrosudopathie.*

lade ; il faut même le changer de lit, si les draps
et matelas sont imbibés de sueur. — Ce changement doit se faire très-lestement, à l'abri du plus
petit courant d'air, et après avoir fait chauffer le
nouveau linge qu'on se propose de donner au malade.

Le garde-malade observera, pour en rendre
compte au médecin, l'heure à laquelle a commencé la sueur ; si son apparition a été précédée,
accompagnée ou suivie de frisson, de chaleur brûlante, de soif, d'agitation, de délire, de frémisse-
ments, d'oppression, de malaise, d'amélioration,
— ou autres phénomènes : il notera la durée de
la sueur ; sa température chaude ou froide ; son
odeur aigre, fétide, inodore ; sa consistance
aqueuse, épaisse, gluante ; sa couleur, son siége ;
si elle occupe tout le corps, ou est bornée à une
ou plusieurs parties.

Affections de poitrine. Toux ; — crachats. La
toux est un symptôme constant des affections de
l'appareil respiratoire ; — souvent aussi elle se lie
à la maladie d'autres organes plus ou moins éloignés des poumons. Il faut observer avec attention
le caractère de la toux : en général, elle est sèche
ou accompagnée d'expectoration ; elle est plus ou
moins fréquente, plus ou moins pénible ; — ses
quintes reviennent quelquefois à des intervalles

réguliers; — le timbre de cette toux a dans certaines maladies de l'analogie avec le cri de quelques animaux, comme le coq, le chien, toux
croupale, etc.

Toutes les personnes atteintes d'une maladie
des bronches, des poumons, des plèvres, du
cœur, de l'estomac, — les hydropiques, éprouvent une oppression plus ou moins grande, oppression quelquefois si forte qu'elle va jusqu'à la
suffocation. Les malades ne peuvent plus alors
rester couchés à la manière ordinaire; ils ont besoin d'avoir la poitrine plus ou moins élevée, et
même ils se mettent sur leur séant. Il faut dans
ce cas leur soutenir le dos à l'aide d'une pile d'o-
reillers, ou au moyen d'une chaise renversée, dont
le siège se place en arrière et le dossier en avant,
— formant ainsi un plan incliné sur lequel on
met les oreillers.

Les personnes riches peuvent employer, dans le
même but, un appareil très-commode et qui n'est
qu'une imitation simplifiée du plan incliné imaginé par Delpech pour le traitement des fractures
du fémur. Cet appareil se compose — de deux
cadres portant des sangles tendues, unis entre eux
par des charnières et pouvant former des angles
variés par leur inclinaison réciproque; — le
cadre antérieur est articulé avec un encadre-

ment présentant des crans de crémaillère des deux
côtés; tandis que l'extrémité du cadre postérieur
est armée de griffes qui s'engagent dans les cré-
maillères. A la faveur de cette articulation, la
machine qui est un véritable pupitre peut décrire
toutes sortes d'angles.

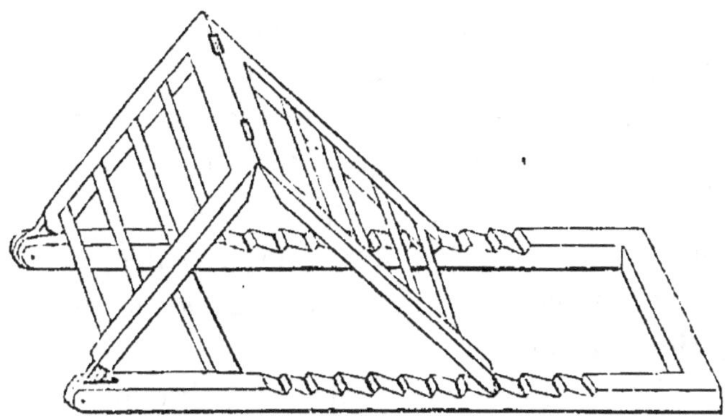

L'appareil est mis à plat sur le lit; on recouvre
d'un oreiller ou même de deux le cadre antérieur,
et en faisant mouvoir le cadre postérieur, on
donne au malade sans le fatiguer ni le tracasser,
une situation plus ou moins inclinée suivant ses
. désirs et les circonstances.

Une grande loi de thérapeutique ordonnant de
mettre au repos tout organe malade, — il faut
condamner au silence le plus absolu toute personne atteinte d'une maladie des viscères contenus
dans la poitrine : le garde-malade évitera donc

de la faire parler, et écartera avec soin et adresse les visiteurs importuns et inutiles.

Si la sueur est la terminaison la plus ordinaire des maladies, l'expectoration est presque toujours celle des affections de la poitrine. Il est des malades qui expectorent facilement, et d'autres qui ne peuvent pas le faire. — Les crachats doivent être étudiés sous les rapports de leur *quantité,* ils sont plus ou moins abondants ; de leur *couleur,* ils sont clairs, blanchâtres, jaunâtres, verdâtres, rouillés, noirs, etc. ; de leur *consistance,* ils sont liquides, écumeux, épais, gluants, visqueux, adhérents au vase; de leur *odeur,* ils sont fétides ou inodores.

L'inspection des crachats étant absolument nécessaire pour suivre les phases d'une maladie, il faut engager les malades à se servir d'un crachoir, et les empêcher de cracher contre la muraille, ou sur leurs couvertures, ou dans leurs mouchoirs.

Sommeil. Le sommeil, qu'on peut définir le repos des organes des sens et des mouvements volontaires, est très-avantageux dans les maladies. Rien ne soulage comme quelques heures d'un sommeil paisible. Il faut donc respecter le sommeil des malades, en écartant de leur chambre tout ce qui pourrait les réveiller et les exciter. Ainsi le marteau de la porte, le battant des sonnettes seront garnis de linge; les gonds, les serrures des portes seront huilés, afin d'empêcher le cri désagréable du frottement; la chambre sera plongée dans l'obscurité, en fermant les volets des croisées, et en ne se servant la nuit que d'une veilleuse à lueur tendre et pâle; — empêchez les rixes et les altercations; obtenez qu'on ne fasse pas de bruit au-dessus de la tête du malade, qu'on marche doucement dans l'escalier et la maison; et surtout éloignez sévèrement les visiteurs, car toute conversation, même à voix basse, est inutile auprès d'un malade qui repose ou désire reposer.

Quelle que soit la durée du sommeil, il ne faut jamais réveiller un malade pour le faire boire. Cependant, il ne faudrait pas prendre pour un sommeil long, profond et tranquille, la stupeur et le coma, symptômes si graves des maladies de l'encéphale.

Le sommeil n'est pas toujours tranquille; — souvent il est troublé par des réveils en sursaut, par des songes plus ou moins pénibles, comme le cauchemar, par des grincements de dents non habituels.

Il est des personnes qui sont somnambules, c'est-à-dire qui, pendant la nuit et durant leur sommeil, se lèvent, marchent et agissent comme dans l'état de veille, en faisant preuve d'une intelligence très-développée. Il ne faut point réveiller ces malades, mais les suivre et les surveiller attentivement, en écartant d'eux tous les corps durs contre lesquels ils pourraient se blesser, et en fermant soigneusement les portes et fenêtres de manière qu'ils ne puissent les ouvrir.

Délire, folie. Le *délire* est une perversion des facultés intellectuelles accompagnée de fièvre; *la folie* est cette même perversion, plus ou moins permanente, mais sans fièvre.

Le délire est doux, tranquille, ou bien furieux, frénétique. Il est des malades dont le délire est constitué par une imagination plus ou moins déréglée, par des jugements erronés, par un changement quelconque survenu dans la voix, dans le discours, dans les gestes, dans les procédés, dans le regard lui-même : — il en est d'autres qui crient, menacent, chantent, pleurent, grincent des dents, se mordent, se blessent, battent, mordent les assistants, veulent sortir de leur lit, enfin, disent et font les choses les plus extravagantes.

Qu'il soit doux ou furieux, le délire est toujours le résultat d'une irritation locale ou générale plus ou moins forte. Il faut donc soustraire le malade à tous les excitants et faire régner autour de lui le plus grand calme possible. Si erronés que soient leurs jugements, si injustes que soient leurs reproches, ne cherchez jamais à dissuader les frénétiques, car vous n'y parviendriez pas, et cette conduite au lieu de les calmer ne ferait que les irriter : — il faut donc toujours abonder dans le sens des malades en délire. « Otez de la chambre, dit Fodéré [1], les objets qui les épouvantent; faites des changements sur les murs ou sur le plancher où ils croient apercevoir des fantômes; donnez aux boissons et aux remèdes le nom des choses qu'ils désirent ou dont ils s'occupent; mais surtout veillez à ce qu'ils ne se nuisent pas; ne les faites pas boire dans des vases fragiles et qu'ils peuvent briser avec les dents; ayez toujours l'œil sur la porte et sur les fenêtres; retenez-les dans le lit par la voie de la douceur et de la persuasion, et n'employez la force qu'à la dernière extrémité. Une camisole à longues manches est préférable aux liens pour contenir les délirants; mais si vous êtes forcé de recourir aux liens, qu'ils soient placés de manière à ne pas les blesser et qu'ils ne soient jamais ronds et d'un tissu dur, capable de faire des contusions. Des draps de lit, des

____

[1] Fodéré. *Ouvrage cité.*

serviettes et des bandes de laine doivent suffire à cet usage. »

Les fous, à moins d'être idiots ou en démence, ne peuvent guère être soignés chez eux. Il est de toute nécessité, pour hâter leur guérison, de les éloigner de leur famille, et de les placer dans des asiles spéciaux consacrés au traitement de l'aliénation mentale. Comme le service des aliénés exige de la part des gardiens beaucoup de talent, une adresse, une patience et des qualités particulières, il n'en sera point question dans cet ouvrage.

CHAPITRE XIII.

ADMINISTRATION DES MÉDICAMENTS.

L'administration des médicaments est une partie du service des garde-malades extrêmement importante et qui demande beaucoup de soins, d'attention et même d'adresse. Le traitement le mieux ordonné produira des effets bien différents, selon la manière dont il sera exécuté. Tel remède que le médecin a prescrit pour soulager le malade, peut tuer ce dernier, s'il n'est point convenablement administré, et si toutes les précautions reconnues nécessaires par l'expérience n'ont point été observées.

Le garde-malade doit toujours être présent à la visite du médecin ; 1° pour rendre compte à celui-ci des phénomènes qui se sont passés depuis sa dernière visite, et, 2° pour écouter attentivement et se faire expliquer au besoin la prescription faite au malade. Si le garde-malade n'a point de mémoire, il doit prier le médecin de lui écrire

les moindres détails de l'application du traitement.

Administration des médicaments internes.

Tisanes. Les tisanes, étant la boisson habituelle des malades, doivent être administrées peu
à la fois et souvent. Eu égard à leur quantité et
à leur température froide, tiède ou chaude, on
se conformera exactement à l'ordonnance du médecin.

On fait boire les malades en leur présentant la
tisane dans un verre, une tasse, qu'ils prennent
eux-mêmes avec la main. Quand le malade est
trop faible pour saisir lui-même le verre et le
porter à sa bouche, le garde-malade doit lui soulever la tête d'une main, et le faire boire de l'autre. Si le malade est si faible qu'il ne puisse
même être soulevé, on le fera boire avec une
cuiller ou un biberon.

Couvrez avec une serviette le cou du malade,
afin que les boissons, qui pourraient être crachées
ou versées, ne le refroidissent pas en mouillant
sa chemise. Avant de lui donner une nouvelle
dose de tisane, examinez attentivement s'il avale;
car souvent la boisson tombe dans le larynx ou

canal de l'air, et provoque des quintes de toux toujours très-pénibles, qui aggravent la maladie.

Poudres. Les poudres sont solubles ou insolubles. Les poudres solubles ne doivent être administrées au malade que lorsque leur dissolution est parfaite. En général, cette dissolution s'opère à froid; mais elle est plus prompte et plus parfaite lorsque le véhicule est chaud.

Les poudres insolubles sont quelquefois données entre deux tranches de soupe ; mais presque toujours il faut les délayer dans un véhicule, comme l'eau, le bouillon, la tisane, le vin, l'eau de poulet, l'eau de veau, le petit-lait, etc. Remuez le liquide jusqu'à ce qu'elles soient bien étendues et comme incorporées avec lui : ayez soin de remuer de nouveau au moment où le malade va boire le remède, afin qu'il prenne en même temps le véhicule et la poudre, et que celle-ci ne reste point au fond du vase.

C'est au médecin d'indiquer la qualité et la quantité du véhicule dans lequel on veut dissoudre ou délayer les poudres.

Pilules. Les pilules, les bols et les capsules sont des médicaments de forme ronde ou ovoïde, d'une consistance dure, destinés à être avalés sans les mâcher.

On les administre au malade dans une cuillerée

d'eau sucrée , de sirop , de lait, de bouillon, de potage, de crême, etc. , ou bien enveloppés dans de la confiture, du miel, du pain azyme. Quelques personnes les prennent dans un pruneau cuit, une cerise, un grain de raisin; on ôte le noyau de ces fruits , que l'on remplace par une pilule , et l'on avale ainsi le tout. Quel que soit le procédé employé, il est bon de faire boire le malade sitôt la déglutition de la pilule, afin de la faire descendre plus promptement dans l'estomac.

Potions. Les potions sont des préparations liquides qui s'administrent au malade à la fois, tout d'un trait ou par cuillerée. Avant de les donner on doit les bien remuer, afin de mêler lesdivers éléments qui les composent.

Vomitifs. La manière d'administrer les médicaments émétiques ou vomitifs est fort simple. On fait dissoudre la dose de médicament qu'on veut faire prendre, dans un verre d'eau sucrée tiède, qu'on donne au malade en une , ou deux, ou trois doses, à un quart d'heure d'intervalle. Les vomissements se manifestant à une époque plus ou moins avancée, on ne doit point se presser de faire boire le malade, quoiqu'il éprouve des nausées, des soulèvements d'estomac. Lorsque le vomissement a commencé, — « on le favorise en faisant boire au malade plusieurs verres d'eau tiède qui ont l'avantage d'entretenir les nausées, en même temps qu'ils rendent les vomissements moins pénibles, en fournissant un point d'appui à l'estomac. Lorsque ce viscère est dans l'état de vacuité, ses contractions sont extrêmement douloureuses ; et c'est l'observation de ce fait qui a engagé les praticiens à le distendre avec du liquide, ou même avec des aliments, pour que les vomitifs opérassent plus doucement. Il est sans exemple qu'on ait donné le vomitif sans véhicule liquide. » [1]

Presque toujours les médecins prescrivent de donner les émétiques en plusieurs doses d'une manière conditionnelle. Ainsi, on administre d'abord une première dose. Si après un certain temps, quinze, vingt, trente minutes, elle ne produit que peu ou point d'effet, on donne la seconde, puis la troisième, et successivement les autres, jusqu'à ce qu'on ait obtenu le résultat qu'on désire. On cesse alors d'administrer le médicament, et l'on se borne à soutenir l'évacuation à l'aide de l'eau tiède.

S'il arrivait que, par inadvertance ou autrement, on eût donné au malade une dose de vo-

[1] Ratier. *Dictionn. de Méd. et de Chirur. pratiques*, tome VII.

mitif beaucoup trop forte pour sa constitution, ou produisant des effets bien au delà de ce qu'on attendait, on emploiera les moyens suivants, conseillés par un homme passé maître en l'art d'administrer les évacuants : « Soit par erreur, soit autrement, si une dose de vomi-purgatif avait été prise évidemment trop forte, et qu'elle fût suivie de crampes ou d'excessifs vomissements, on en arrêterait les effets au moyen d'une ou plusieurs tasses de bouillon très-gras , ou , à défaut de bouillon, avec quelques cuillerées de beurre frais fondu, répétées à quelque distance les unes des autres, jusqu'à cessation de l'excès. » [1]

Purgatifs. Les substances purgatives sont solides ou liquides : solides, ce sont des poudres ou des pilules ; — j'ai indiqué plus haut la manière de les administrer : liquides, ce sont des potions, des eaux minérales, des teintures alcooliques, etc., — qui se donnent à doses variables, et en une ou plusieurs fois, selon l'indication que veut remplir le médecin.

On aide l'action des purgatifs en faisant boire au malade quelques tisanes auxiliaires, telles que le bouillon aux herbes, l'eau de veau, l'eau de poulet , le thé léger, l'eau sucrée, l'eau panée et même l'eau pure.

[1] Leroy. *La Médecine curative.* 10ᵉ édit., page 342.

En général, on ne doit commencer à faire boire les malades que lorsque le purgatif a commencé à agir, ou bien deux heures après son administration, s'il n'a point encore produit d'effet, et si le patient éprouve des mouvements intestinaux, des borborygmes, vulgairement appepelés gargouillements. Un litre, un litre et demi de boissons sera alors administré tiède par verrées toutes les demi-heures. Cependant, si une personne très-impressionable éprouvait des nausées et sentait encore le purgatif dans l'estomac, il faudrait retarder l'emploi des boissons et ne les donner même, seulement pour humecter, qu'en cas de soif, d'altération ou de sécheresse dans la bouche et la gorge.

Si, par suite de l'administration d'un purgatif trop violent, ou d'une dose trop forte de purgatif ordinaire, ou par idiosyncrasie du malade, — ce dernier éprouvait une *superpurgation*, c'est-à-dire s'il survenait des coliques violentes, des sueurs froides, des palpitations, des mouvements convulsifs, accompagnés d'évacuations excessives et presque continuelles, — on combattrait ces accidents par l'usage de l'huile d'amandes douces ou du lait, donnés abondamment en boisson et en lavement.

9.

Administration des médicaments externes.

L'administration des médicaments, ou mieux, des remèdes externes, comprenant les frictions, les injections, les bains, les fomentations, l'application des cataplasmes, des sangsues, des vésicatoires, le pansement de ceux-ci, des cautères et des sétons, — je renvoie aux chapitres qui traitent spécialement de chacun de ces moyens thérapeutiques.

Observations générales

SUR L'ADMINISTRATION DES MÉDICAMENTS.

Le garde, chargé d'administrer les médicaments aux malades confiés à ses soins, doit, en tous points, se conformer rigoureusement à l'ordonnance du médecin, quant à la quantité du remède à donner, à la manière de le faire prendre, et à l'heure ou aux heures fixes de son administration. En aucun cas il ne doit faire de concessions au malade ou à sa famille. C'est au médecin de juger la valeur de ce qu'on appelle *fantaisies des malades,* et d'accorder ou de refuser les changements et modifications demandés.

Il y a des cas, cependant, où l'administration des médicaments prescrits doit être provisoirement suspendue, jusqu'à ce que le médecin ait de nouveau visité le malade et réitéré l'ordre de continuer l'usage des mêmes moyens. Souvent il arrive que la marche ordinaire d'une maladie est interrompue par des accidents ou des crises qui se produisent soudain de la manière la plus imprévue : c'est ainsi que surviennent des hémorrhagies nasales, des flux hémorroïdal, menstruel, des vomissements de bile, de sang, des sueurs abondantes et critiques, des diarrhées, une éruption cutanée, un redoublement de fièvre, des convulsions, un accès d'hystérie, d'épilepsie, une syncope, etc., etc. Dans ces cas, le garde-malade doit de suite prévenir le médecin et suspendre, en attendant son avis, l'administration des remèdes ordonnés.

Parmi les malades, il en est de courageux, de résolus, qui se prêtent à tout et prennent tout ce qu'on leur présente avec une docilité et une confiance extrêmes : il en est d'autres, au contraire (certaines femmes et les enfants sont de ce nombre), gens pusillanimes, qui n'ont de courage pour rien, qui ne veulent se prêter à rien, qui ne veulent rien supporter ; tout leur déplaît, la tisane n'est pas agréable, la potion est amère, leur gosier est trop étroit pour avaler une pilule, les sangsues font des piqûres trop douloureuses. Ces derniers malades sont difficiles à soigner, et, pour leur faire suivre exactement le traitement prescrit, il faut, de la part du garde-malade, beaucoup de patience, de finesse et d'adresse. Jusqu'au moment de leur administration, on évitera de leur parler des remèdes, de les leur faire voir, de leur en faire sentir l'odeur. Ces remèdes leur seront donnés dans l'obscurité, en les approchant de suite de leur bouche, de manière qu'ils ne puissent ni les voir, ni les flairer. Pour en sauver le mauvais goût, on leur fera manger par opposition, avant et après leur déglutition, une pastille d'une saveur différente de celle du médicament.

CHAPITRE XIV.

CONSULTATIONS MÉDICALES,

Le médecin n'est point infaillible dans ses jugements ; malgré ses connaissances, malgré sa profonde érudition et sa vaste expérience, il peut se tromper. Nos lumières sont bornées ; nos conjectures sont incertaines ; nous ne sommes pas capables de tout prévoir : les événements nous trompent, les expériences se démentent ; et puis les maladies sont si nombreuses et si variées : la nature est quelquefois si bizarre dans ses exceptions qu'il peut se présenter des cas nouveaux qu'un médecin n'a point rencontrés dans le cours de la plus longue pratique. C'est alors que l'on doit appeler à son aide un ou plusieurs médecins recommandables pour les consulter.

Une consultation médicale proprement dite est donc une réunion de médecins assemblés pour étudier ensemble une maladie, s'éclairer, s'instruire mutuellement, mettre sincèrement en commun leur savoir et leur expérience, avouer franchement et reconnaître leurs erreurs. Une consultation médicale, lorsqu'elle est sincère et faite selon les lois de la charité évangélique, est quelque chose de grave, de solennel, d'imposant.

Mais hélas! les consultations médicales sont loin d'avoir ce caractère de dignité et d'utilité. Questions de luxe, de mode et de coterie, elles ne sont pour la plupart que de sottes comédies jouées au profit des médecins et dont le pauvre malade est dupe. Il n'y a rien de si fréquent, dit Galien, que de voir des médecins disputer chez le malade sur des sujets étrangers à la maladie. Aussi, dit ce grand médecin, le peuple ne manque-t-il pas d'observer ces inconsidérations, et de rire de ces gens qui ont une démangeaison continuelle de contredire, tant ils ont peu d'affection pour la vérité. Saint Jean Chrysostôme parle de médecins si opiniâtres, si attachés à leur opinion quoique erronée, qu'ils eussent mieux aimé faire périr le malade que de se dédire.

Les choses se passent différemment selon que les consultants sont choisis par le médecin ordinaire ou par le malade lui-même et ses proches.

Dans le premier cas, — le médecin ordinaire appelle les confrères qui sont de sa cabale : il n'a pas grande confiance en leur mérite ; mais ce sont des amis qu'il faut savoir ménager et qui d'ailleurs le consulteront aussi à l'occasion. Car, de choisir et de faire appeler le plus habile de la ville, il n'y a souvent rien à gagner avec lui, et il pourrait enlever la pratique, si on le faisait connaître. Après maintes questions sur l'âge du malade, sa profession, les causes et la nature de sa maladie, le traitement suivi, ses conséquences, etc., etc., on a l'air de discuter sur des riens, des mots, des symptômes de l'ordre le plus secondaire, — puis les médecins consultants déclarent à l'unanimité que M.... est bien réellement affecté de telle maladie ; que le traitement ordonné par le très-honorable confrère, traitement qui ne guérit pas cependant, est sage, rationnel, très-savant ; que tout ce qu'on a fait est très-bien fait, et qu'il est impossible de faire mieux. Cependant, comme une consultation doit laisser une trace de son passage, quelques additions et changements de l'avis et du consentement général sont jugés nécessaires. Ainsi l'eau de guimauve sera remplacée par de l'eau de mauve ; — le médecin ordinaire avait ordonné l'application de six sangsues, on n'en mettra que cinq, ou bien, les six sangsues, au lieu d'être appliquées en une seule fois, seront mises successivement ; — le médecin ordinaire avait ordonné trois cuillerées de bouillon de poulet, les consultants, après y avoir gravement réfléchi, déclarent qu'on peut condescendre au désir du malade, et donner trois cuillerées et demie, et même quatre cuillerées de bouillon. Il est déclaré encore, au moment de sortir de la chambre du malade, que M....., médecin ordinaire, est un homme très-habile, très-sage, très-prudent ; que tout ce qu'il a fait jusqu'alors est très-bien fait ; et que c'est lui qui reste chargé de l'exécution du traitement. Avant de se quitter, nos docteurs qui viennent de si bien s'encenser, se donnent rendez-vous à quelques jours au delà, pour répéter la même comédie et arracher une nouvelle plume à l'aile du trop confiant malade.

Dans le deuxième cas, c'est-à-dire, lorsque le malade lui-même, ou sa famille, choisit les consultants, il est fort à craindre que les médecins réunis ne soient ennemis, ou de doctrines différentes. C'est alors, comme le remarque le Boccalini, qu'au lieu d'employer les premiers moments de la visite à examiner le malade et à écouter l'histoire de la maladie, ils perdent le temps en préliminaires, en cérémonies ou à disputer sur le pas et sur d'autres intérêts chimériques, comme si cela faisait quelque chose à la maladie. Si le médecin ordinaire n'est point de leur goût, je le plains de toute mon âme, surtout s'il est jeune, timide et incertain : car, après un prélude plus ou moins éloquent sur la fièvre, le chef de la réunion, se redressant de toute sa hauteur, l'interpellera durement sur la nature de la maladie et le traitement suivi, — et, sans attendre sa réponse, le même pédant prononcera, du ton le plus doctoral, que le médecin ordinaire est un ignorant; que tout a été méconnu par lui, et la maladie et son siége; que son traitement, contraire de ce qu'il devait être, a aggravé la maladie et occasionné des accidents mortels. On déclarera en chœur et sur tous les tons, que les savants ont été consultés malheureusement trop tard, et qu'un traitement mieux combiné eût infailliblement sauvé le malade. Il va sans dire que tout le traitement sera changé et remplacé par un autre diamétralement opposé.

Comme on le voit par ces deux exemples et par d'autres que je tais et que tout le monde connaît, la plupart des consultations de nos jours sont ridicules et inutiles; souvent même elles sont nuisibles aux malades. Hippocrate, en conseillant au médecin d'avoir recours à ses confrères, dans les cas obscurs et difficiles, pour examiner ensemble le malade et travailler de concert à le secourir, suppose que tous les médecins sont tels qu'il les demande, c'est-à-dire savants, graves, sincères et religieux. « On regarde, dit-il [1], comme une chose essentielle dans l'art, de rester victorieux dans une consultation, ou d'autoriser son avis en blâmant celui des autres. Je suis intimement persuadé que jamais un médecin ne portera envie à un autre sans se rendre méprisable. »

Il est naturel à un malade qui souffre depuis longtemps et qui voit sa maladie s'aggraver de jour en jour, de s'inquiéter et de désirer consulter d'autres médecins que celui qui le traite habituellement. Mais, au lieu d'assembler inconsidérément une consultation qui ne serait guère capable d'améliorer sa position, je crois qu'il ferait beaucoup mieux de changer de médecin [2] et

---

[1] *Hippocratis præceptiones.*

[2] Il est des malades qui, au lieu de changer ostensiblement de médecin, en appellent secrètement un autre dont ils suivent secrètement aussi le traitement. Cette manière d'agir est très-mauvaise, et met dans une position pénible, embarrassante, le malade lui-même, et le médecin qui se

d'appeler celui en qui il aurait le plus de confiance.

Si le malade a choisi son médecin ordinaire
avec le plus grand soin et s'est dirigé dans ce
choix d'après les règles indiquées au chapitre 1er
de cet ouvrage, — je lui conseille, si ce médecin, par sa conduite et sa pratique, n'a point dé-
mérité, de lui continuer sa confiance la plus entière. La maladie ne guérit pas, peut-être parce
qu'elle est incurable. Si cependant l'on désire
consulter, puisque, comme l'observe Hippocrate,
il est reconnu en médecine qu'avec la plus grande
abondance de lumières, il y a toujours encore
quelque chose à désirer, et qu'il arrive souvent,
dans une maladie rebelle dont le mal ne s'apaise
point, que le trouble fait échapper bien des choses
qui demandent la présence d'esprit, — ou pour n'a-
voir rien à se reprocher à l'égard du public, — il
faut alors laisser à son médecin la liberté de
choisir les consultants. Les qualités morales de
ce médecin sont une garantie qu'il ne choisira
que des confrères instruits, sages, religieux et

prête à de pareilles visites. Que les malades sachent donc
une fois pour toutes, qu'ils sont libres et qu'ils peuvent
changer de médecin dans le cours d'une maladie. Seulement, ils doivent le faire avec convenance, et payer immédiatement les honoraires du médecin congédié.

sincères, et que la consultation n'aura d'autres principes que la science, la vérité et la charité, d'autre but que le soulagement du malade, et d'autre résultat que la guérison, ou du moins le calme moral de ce dernier et de sa famille.

CHAPITRE XV.

SECOURS RELIGIEUX.

Il peut paraître étonnant, dans le siècle où nous vivons, de voir un médecin parler des secours religieux dans un ouvrage destiné au soulagement des malades. Je ne prétends point prêcher la religion à ceux qui n'en ont pas, et vouloir que tout le monde soit religieux ; car personne plus que moi n'aime la liberté et ne respecte les croyances de chacun. Mon opinion est qu'un homme n'est sage et raisonnable qu'autant qu'il est religieux, et que ce serait une stupidité de brider ses passions, d'être homme probe et vertueux citoyen, sans la croyance et l'espérance qu'il existe un Dieu créateur, tout-puissant, juste et miséricordieux, qui, après la mort, jugera chaque homme sur ses actions, et le récompensera ou le punira selon qu'il l'aura mérité. Mon intention est seulement de démontrer que l'homme, dans beaucoup de circonstances, à certaines époques de sa vie, éprouve de ces douleurs morales que la médecine physique

ne peut calmer et que le raisonnement ne peut détruire. Il faut à ces maux autre chose que le médecin, il faut les secours religieux que le prêtre
seul est capable d'administrer.

L'homme est composé de deux natures : — la
nature physique, matérielle, mortelle; — la
nature morale, immatérielle, immortelle.

La vie est l'union de ces deux natures; — la
mort est leur désunion; — l'exercice de la vie
est leur influence réciproque.

Ces deux natures sont si intimement unies,
elles sont en si parfaite communauté de joie et
de peines, de jouissances et de douleurs, que
l'une ne peut éprouver une sensation que l'autre
ne la ressente à l'instant même.

L'influence du physique sur le moral, et du
moral sur le physique, est un fait reconnu et
confirmé par l'observation et l'expérience de tous
les siècles.

Tous les hommes, quoique bâtis sur une
même forme, ne se ressemblent cependant pas :
ils ont tous chacun leur figure et leur caractère.
Le caractère se rapporte à ce qu'on appelle le
tempérament, de sorte que, connaissant le tempérament ou la constitution d'un individu, on
peut connaître son caractère; de même que, par
la connaissance du caractère, on arrive à la con-

naissance du cachet particulier de l'organisation. C'est ainsi que le tempérament bilieux dénote la colère, l'envie, l'ambition, la jalousie; comme ces mêmes sentiments indiquent la constitution bilieuse. Ce qui prouve encore la double influence du physique sur le moral est la possibilité de pouvoir changer l'une des deux natures en changeant l'autre.

Une multitude de maladies physiques sont occasionnées par des inquiétudes, des chagrins, des maladies morales enfin. Nous savons tous que pour détruire un effet, il faut d'abord anéantir la cause qui l'a produit et peut-être l'entretient encore. Enfoncez une épine dans votre doigt, et l'y laissez; bientôt à la douleur succédera une vive inflammation. Si vous voulez guérir cette inflammation et empêcher la formation du pus, ne commencerez-vous pas par enlever l'épine, comme la cause irritante qui a produit et entretiendrait l'inflammation. Eh bien, il y a dans l'ordre moral des épines aussi irritantes que dans l'ordre physique; des épines qui font des blessures bien autrement graves et produisent secondairement, par l'influence du moral sur le physique, des désordres souvent mortels.

J'ai vu, et tous les médecins qui pratiquent leur art dans les villes surtout ont vu comme moi et verront une infinité de personnes affectées de maladies diverses qui toutes ont pour cause des peines morales plus ou moins graves.

Voyez cette femme au teint blême, aux yeux caves et hagards; elle était fraîche autrefois, elle est maigre maintenant; elle ne dort plus. Si brisée par la fatigue et la douleur, elle sommeille parfois, ce sont des rêves, des cauchemars horribles qui l'étouffent, l'oppressent, la torturent. Elle n'a plus d'appétit, ses digestions sont languissantes; son cœur est agité de palpitations désordonnées : sa peau, dans la même minute, est brûlante et glacée : une pensée, une seule, l'inonde instantanément d'une sueur froide : la névralgie tiraille tous ses nerfs : sa faiblesse est si grande maintenant qu'elle ne pourrait dire un mot, ni faire un pas crainte de tomber en syncope; tout à l'heure, peut-être, ses membres seront agités de mouvements convulsifs, sa force sera prodigieuse, elle pourra faire plusieurs kilomètres à la course, et ses mains débiles briseront des barres de fer. Ce tableau n'est ni imaginaire, ni exagéré. Beaucoup de personnes, j'en suis certain, y reconnaîtront l'exposé fidèle de leurs souffrances : souffrances dont la cause unique est une impression morale profonde qui asservit le cœur, remplit l'imagination et domine toute l'existence. Ni les antispasmodiques les plus actifs, ni les distractions de la famille et du travail, ni les voyages, ni le raisonnement philosophique ne guériront cette malheureuse femme. Mais qu'intervienne la religion avec ses consolations puissantes, sa morale toute divine, ses espérances éternelles, et bientôt disparaîtra tout symptôme morbide.

Les maladies du cœur, les dégénérescences de l'estomac et du foie, les affections organiques de l'utérus, les maladies dites nerveuses, telles que la folie, l'hystérie, l'épilepsie, l'hypochondrie, etc., reconnaissent pour causes, et souvent pour causes uniques, des affections morales profondes et durables.

Le suicide, ou la mort volontaire, est toujours le résultat d'une cause morale, soit que, bien portant, le malheureux qui se tue ne veuille plus d'une vie qui lui déplaît, soit que, malade, il veuille en finir avec ses maux et ses douleurs.

Je le demande, que peut la médecine physique contre de telles maladies? Sinon soulager seulement les infortunés malades qui en sont affectés. Pour les guérir, il faut, *lorsqu'il en est temps encore*, l'action simultanée de la médecine physique et de la médecine spirituelle ; ou, pour mieux dire, il faut pour guérir radicalement une maladie physique occasionnée par une cause morale encore existante, — qu'en même temps que le médecin reconnaît la maladie, sa nature, sa cause, et la combat par des remèdes appropriés, — le prêtre, par ses paroles, par ses conseils, par la confession même, détruise complétement les chagrins, les peines, les passions du malade, ramène la tranquillité dans son âme, ouvre son cœur à l'espérance, lui donne de la confiance dans le traitement physique, du courage pour supporter ses maux, et lui promette au nom du Dieu de miséricorde, le repos du ciel comme récompense du repentir de ses fautes et de sa résignation.

Le concours d'un ministre de la religion est donc essentiellement nécessaire pour travailler à la guérison des maladies, soit purement morales, soit occasionnées par des causes de l'ordre moral.

Mais si tous les docteurs, malgré leurs connaissances, ne sont point aptes à guérir les maladies physiques, — tous les prêtres ne sont point aptes également à guérir les maladies morales. Il est des prêtres qui, au lieu de soulager, de guérir les malades, les inquiètent, les agitent, les désespèrent et aggravent leur position.

Le choix d'un bon prêtre, d'un prêtre que

j'appellerai médecin, est difficile, bien plus difficile que le choix d'un médecin corporel. « Choi-
sissez-en un entre mille, dit Avila, et moi, je dis
entre dix mille, ajoute saint François de Sales;
car, il s'en trouve bien moins qu'on ne pense
qui soient capables de ce ministère. Il le faut
plein de charité, de science, de prudence. Si
l'une de ces trois qualités-là lui manque, le choix
que l'on fera ne sera pas sans danger. » —
*Saint François de Sales ; Introduction à la vie
dévote.*

CHAPITRE XVI.

État intermédiaire et de transition, la convalescence commence à l'époque où les symptômes qui caractérisent la maladie ont disparu, et finit lorsque l'exercice libre et régulier des fonctions qui constitue la santé est parfaitement rétabli.

Il faut tout le savoir d'un habile médecin pour distinguer le point précis où finit la maladie et commence la convalescence. Beaucoup de médecins, même instruits, commettent journellement de graves erreurs à ce sujet, et continuent de combattre, comme symptômes de maladie, des signes qui indiquent la convalescence, et *vice versâ*. De là ces maladies interminables, ces substitutions de maladies, ces convalescences éternelles suivies de santés si misérables qu'on ne sait trop si ce n'est point la maladie elle-même qui n'est pas guérie; de là ces affections chroniques, ces épuisements qui se terminent

par le marasme et la mort. « Les malheureux,
dit le docteur Duplanil [1], qui échappent à cette
pratique vicieuse, n'éprouvent pour toute convalescence, quelquefois pendant des années entières, qu'une faiblesse et une débilité qui sont
cause qu'un rien les affecte, qu'un rien les
dérange, et que le régime le plus exact suffit à
peine pour leur faire supporter un état qui tient
plus de la maladie que de la santé. » Puisque le
plus habile médecin a souvent tant de peine à
distinguer la convalescence de la maladie, et à
juger l'époque où il peut et doit accorder des
aliments aux malades, — le garde-malade sur
ce point comme sur tous les autres du reste, ne
fera donc rien, absolument rien de lui-même, et
se conformera en tout à l'ordonnance du médecin.

Il est nécessaire que les garde-malades sachent
préparer les aliments destinés aux convalescents ;
car, tout le monde n'a pas le bonheur d'avoir à
sa disposition des cuisinières connaissant l'hygiène aussi bien que Carême, et puis les pauvres
n'ont pas de domestiques, et cependant il faut
bien que quelqu'un prépare leur première nourriture, en attendant qu'ils puissent se servir eux-
mêmes.

[1] Duplanil, traducteur de Buchan.

10.

Puisque — « il est plus facile de réparer les forces par des boissons alimentaires que par des aliments solides [1], » — parlons d'abord de la préparation des aliments de consistance liquide.

Bouillon.

Le bouillon est une décoction plus ou moins forte de la chair de différents animaux, comme de bœuf, de mouton, de veau, de volaille, etc., faite dans l'eau pure ou l'eau légèrement salée. En faisant bouillir les viandes, on se propose d'en extraire la partie nutritive, c'est-à-dire, la gélatine et l'osmazôme.

Bouillon de bœuf. Dans une marmite de terre très-dense et bien cuite, mettez 1 kilog. de tranche de bœuf, 500 grammes de jarret de veau, 4 litres d'eau, une quantité de sel proportionnée au goût du malade ; faites bon feu, enlevez l'écume à mesure qu'elle paraît et jusqu'à ce qu'il n'y en ait plus ; ajoutez deux carottes, deux navets, deux ou trois poireaux ; faites bien mijoter le tout jusqu'à ce que les viandes se détachent et se séparent des os ; puis passez le bouillon au tamis sans expression.

« Pour avoir de bon bouillon, dit Brillat-

---

[1] Hippocrate. Section 2e. *Aphorisme*, 11e.

Savarin [1], il faut que l'eau s'échauffe lentement, afin que l'albumine ne se coagule pas dans l'intérieur avant d'être extraite ; et il faut que l'ébullition s'aperçoive à peine, afin que les diverses parties qui sont successivement dissoutes puissent s'unir intimement et sans trouble. »

Si, vu l'état de faiblesse des malades, on trouvait trop fort le bouillon ainsi préparé, on l'affaiblirait par l'addition d'une certaine quantité d'eau.

Ne mettez jamais ni lard, ni viande salée, ni épiceries, ni aulx, dans les bouillons destinés aux malades.

Le bouillon se donne aux convalescents pur et à doses variables, ou bien il sert à la confection des potages.

On prépare de la même manière les bouillons de mouton, vache, poule, chapon, poulet, perdrix, coq, etc.

Gelée de viande.

Prenez une vieille volaille, un jarret de veau ou quelques pieds de mouton, que vous mettez dans une marmite ou un pot de terre vernissé, avec suffisante quantité d'eau ; fermez herméti-

---

[1] Brillat-Savarin. *Physiologie du goût*

quement le pot et faites cuire doucement jusqu'à
diminution des deux tiers de l'eau. Alors, faites
refroidir un peu de la liqueur sur une assiette,
pour voir si elle a acquis de la consistance et si
elle se condense en gelée ; si elle ne se condense
pas, on ajoute un peu d'eau et on continue la
coction, jusqu'à ce qu'on parvienne à la condensation. Retirez le vaisseau du feu, dégraissez la
liqueur avec soin, passez au tamis avec expression. — Mêlez ensemble un ou deux blancs
d'œufs, un peu de vin blanc, du suc de citron
et 70 grammes de sucre par 500 grammes de
gelée : battez bien ce mélange et le mêlez avec
la gelée. — Faites de nouveau bouillir le tout
légèrement ; passez la liqueur sans expression et
la mettez dans un lieu frais et sec jusqu'à ce
qu'elle se congèle. La condensation n'est ordinairement parfaite qu'après huit ou dix heures :
mais on peut abréger ce temps dans les cas
pressés et en été surtout, en couvrant de glace
le vaisseau dans lequel on fait refroidir la gelée.

Des Potages.

Les potages sont des aliments de consistance
liquide, préparés avec le pain ou une substance
farineuse et soit le bouillon, potages au gras, soit

le lait, ou l'eau, le sel et le beurre, potages au maigre.

POTAGES GRAS.

Potage au pain (soupe).

Mettez dans une soupière des tranches de pain bien cuit; versez dessus assez de bouillon pour les faire tremper; puis, au moment de servir le potage, versez de nouveau du bouillon en assez grande quantité pour que le pain baigne. Il faut éviter de faire bouillir le bouillon avec le pain, parce que cela ôte la qualité du bouillon.

Potage au riz.

Prenez une cuillerée de riz bien épluché; lavez-le quatre ou cinq fois, en le frottant bien, dans de l'eau tiède, puis à l'eau froide; faites-le crever dans un demi-verre d'eau; quand l'eau sera entièrement absorbée, ajoutez un demi-litre de bouillon; laissez mijoter une heure et servez. Ayez soin que votre bouillon ne soit pas trop salé, à cause de la réduction qu'il éprouvera sous l'influence de l'ébullition.

Potage au vermicelle.

Prenez un demi-litre de bouillon; faites bouil-lir; ajoutez une cuillerée de vermicelle qui ne

sente pas le vieux et qu'il faut tourner de temps
en temps afin qu'il ne se mette pas en paquet;
faites cuire une demi-heure.

Potage à la semoule.

Il se prépare de la même manière que le
précédent.

Potage au sagou.

Prenez une petite cuillerée de sagou que
vous mettrez macérer toute une nuit dans un
demi-litre d'eau; égouttez-le dans une passoire
et le faites bouillir pendant trois quarts d'heure
dans un demi-litre de bouillon. Quand il formera
gelée, il sera assez cuit.

On prépare de la même manière les potages
au salep,
au tapioka,
à l'arrowroot.

POTAGES MAIGRES.

Panade.

Prenez quelques tranches de pain mollet et
les mettez dans une casserole avec suffisante
quantité d'eau pour qu'elles baignent; ajoutez
du sel et un morceau de beurre bien frais; faites

mijoter une demi-heure ; retirez du feu et mettez une liaison d'un jaune d'œuf délayé avec un peu de lait ou de crème. Il faut avoir soin que la panade ne bouille pas quand la liaison sera dedans.

Potage aux herbes (soupe à l'oseille).

Prenez une poignée de feuilles d'oseille dépouillées de leurs nervures (côtes) et une pincée de cerfeuil haché ; faites cuire avec du beurre ; la coction faite, ajoutez eau et sel quantité convenable ; faites bouillir un quart d'heure ; liez d'un jaune d'œuf au moment de verser le bouillon sur des tranches de pain placées dans une soupière.

Potages au lait.

Les potages composés avec le lait et le pain, ou le lait et des farineux, comme

soupe
vermicelle
riz
semoule } au lait
tapioka
sagou
salep
arrowroot

se préparent de la même manière que les potages de même nom au gras ; seulement on y ajoute,
comme assaisonnement, du sel et du sucre en
proportion convenable.

Lait de poule.

Dans une certaine quantité d'eau bouillante,
comme un quart de litre, délayez deux jaunes
d'œufs bien frais ; aromatisez avec de l'eau de
fleur d'oranger et édulcorez avec 30 grammes de
sucre ou mieux de sirop adoucissant. A boire le
plus chaud possible.

OEufs au lait.

Dans une casserole de terre cuite ou de cuivre
bien étamée, battez ensemble deux jaunes d'œufs
bien frais, un peu de sel et de sucre en poudre.
Quand le mélange sera fait, ajoutez lentement,
et en battant toujours les œufs, un quart de litre
de lait ; mettez cuire au four dix minutes : à défaut de four, faites cuire au bain-marie.

OEufs au bouillon.

Même préparation que les précédents. Au lieu
de lait, de sel et de sucre, on emploie du
bouillon.

OEufs à la coque.

Choisissez des œufs bien frais, car ceux qui sont déjà anciens, outre leur mauvaise odeur, sont irritants et échauffants. Pour s'assurer si les œufs sont frais, on les présente à la lumière ; s'ils sont clairs et transparents, c'est un indice certain de leur bonne qualité ; s'ils sont piqués, mettez-les au rang des vieux, et s'ils ont une tache adhérente à la coquille, tenez-les pour gâtés.

Pour faire cuire les œufs frais à la coque, mettez-les bouillir dans l'eau trois minutes, pas davantage ; retirez-les ; couvrez-les une minute pour les laisser faire leur lait, et les servez dans une serviette. De cette manière, on est toujours certain d'arriver à un degré de coction convenable.

OEufs brouillés.

Cassez des œufs dans une casserole, avec un peu de beurre et de sel ; posez-les sur le feu et les tournez avec une cuiller de bois, afin de mélanger parfaitement le blanc et le jaune ; quand ils sont pris, servez-les sur un plat.

Omelette.

Cassez des œufs que vous assaisonnez et battez bien ; mettez un morceau de beurre dans une poêle sur un feu clair ; dès qu'il sera fondu, versez-y les œufs ; remuez l'omelette par secousse pour qu'elle ne s'attache pas à la poêle ; faites-la cuire jusqu'à ce qu'elle soit d'une belle couleur en dessous, et la pliez en deux sur un plat.

Chocolat.

« On prend environ 45 grammes de bon chocolat, pour une tasse, qu'on fait dissoudre doucement dans l'eau, à mesure qu'elle s'échauffe, en la remuant avec une spatule de bois ; on la fait bouillir pendant un quart d'heure pour que la solution prenne consistance, et l'on sert chaudement. » (Brillat-Savarin.)

On prépare le chocolat au lait en ajoutant à la solution ci-dessus, sans faire bouillir, le tiers ou la moitié de lait, selon le degré de concentration qu'on désire.

Poisson au bleu.

Ecaillez, videz et lavez bien un poisson ; placez-le dans un chaudron ou une poissonnière ; versez dessus un liquide composé de vin blanc une partie, eau commune deux parties ; ajoutez persil, carottes, ognons coupés en tranches, sel et poivre ; faites bouillir vingt à trente minutes ;

retirez le poisson ; faites-le bien égoutter et le laissez refroidir sur un plat d'une forme convenable.

Les convalescents mangent le poisson au bleu, froid tel qu'il est préparé, ou avec du sel, ou avec un peu d'huile et vinaigre.

Poisson frit.

Ecaillez, videz et lavez bien un poisson ; mettez dans une poêle suffisante quantité de bon beurre frais ou d'huile d'olives pour baigner ce poisson ; faites bouillir le liquide gras et poussez-le jusqu'au degré de chaleur convenable pour obtenir ce qu'on appelle la *surprise* [1] ; — assaisonnez le poisson, trempez-le dans la farine et le mettez dans la poêle ; la *surprise* une fois opérée, modérez le feu afin que la coction ne soit pas trop précipitée.

La chair des poissons que l'on fait cuire ainsi est fort tendre et devient un aliment très-sain ;

[1] *Surprise :* « C'est ainsi qu'on appelle l'invasion du liquide bouillant qui carbonise ou roussit, à l'instant même de l'immersion, la surface extérieure du corps qui lui est soumis. Au moyen de la *surprise*, il se forme une espèce de voûte qui contient l'objet, empêche la graisse de le pénétrer et concentre les sucs qui subissent ainsi une coction intérieure qui donne à l'aliment tout le goût dont il est susceptible. » — Brillat-Savarin. *Physiologie du goût.*

mais la croûte qui la recouvre, formée par la surprise et composée de beurre, de graisse ou d'huile, ayant contracté une âcreté qui la rend nuisible aux mauvais estomacs, ne doit jamais être servie aux convalescents.

Tous les poissons ne sont point d'une facile digestion : ceux qui conviennent spécialement aux convalescents sont ceux appelés *saxatiles*, qui ont la chair blanche, molle, agréable, et qu'on rencontre dans l'eau la plus pure, parmi les sables, les cailloux, dans les fleuves, les rivières et sur les côtes de la mer, tels sont le merlan, la truite, la sole, le turbot, la carpe quand elle n'est pas grasse, le hareng frais, l'éperlan, etc. — Ces divers poissons, sur l'indication du médecin, seront donnés aux convalescents en quantité variable, et préparés au bleu ou en friture.

Côtelette de veau grillée.

Aplatissez une côtelette, saupoudrez-la de sel, et la faites griller sur un feu vif pendant environ quinze à vingt minutes.

On prépare de la même manière la *côtelette de mouton grillée.*

Côtelette de veau en papillotte.

Prenez une côtelette de veau que vous parez

et aplatissez ; saupoudrez-la de sel et l'envelop-
pez avec soin d'un morceau de papier beurré ou
huilé ; faites cuire la côtelette sur le gril pendant
trois quarts d'heure , en ayant soin que le feu
soit doux, afin que le papier ne soit pas brûlé.
On sert la côtelette avec le papier.

On prépare de la même manière la *côtelette
de mouton en papillotte*.

Poulet rôti.

Prenez un poulet de huit à dix mois, ni maigre ni trop gras, que vous videz, plumez, flam-
bez un peu ferme, et ficelez ; attachez les pattes
sur la broche pour le faire tenir ; faites-le cuire
pendant une demi-heure à petit feu , en le tour-
nant et l'arrosant de son jus. Le poulet a besoin
d'être bien cuit, mais sans excès.

On prépare de la même manière le *pigeon
rôti*.

Administration des aliments.

Les garde-malades ne doivent jamais se permettre de donner spontanément des aliments aux
malades, sous prétexte de les fortifier : car,
comme je l'ai dit plus haut, il faut tout le savoir
d'un habile médecin pour distinguer le point

précis où l'on doit cesser la diète, pour commencer l'alimentation. La plupart des rechutes dans les maladies aiguës et même dans les maladies chroniques proviennent d'écarts dans le régime. Hélas! que d'individus sont descendus dans le tombeau pour avoir voulu manger trop tôt ou en trop grande quantité, ou pour avoir mangé, même avec modération, des aliments qui ne convenaient pas à leurs organes affaiblis. Ce n'est point ce que l'on mange qui nourrit, mais ce que l'on digère. Tel convalescent, qui mange peu, digère et se fortifie; tel autre mange beaucoup, ne digère pas et dépérit peu à peu. « Si, au sortir d'une maladie, dit Hippocrate [1], on ne se fortifie pas, quoiqu'on mange avec appétit, cela indique qu'on prend trop de nourriture. »

Ainsi donc, le garde-malade ne devra jamais donner d'aliments aux personnes confiées à ses soins, sans l'aveu du médecin : de même que pour la qualité des aliments, leur quantité et l'heure ou les heures de leur administration, il se conformera scrupuleusement à l'ordre qu'il aura reçu. Egalement, il ne doit point permettre que des personnes étrangères, des parents, des amis, viennent donner aux malades les aliments

---

[1] Hippocrate. 2e section, *Aphorisme*, 8e.

que trop souvent ils réclament à grands cris,
soit dans le but *d'aller plus vite*, ou de satisfaire quelques goûts, quelques caprices. Si le
convalescent a de la répugnance pour les aliments
prescrits, le garde ne doit point insister pour
les lui faire avaler, il ne doit point non plus les
changer de lui-même, mais prévenir le médecin
qui les modifiera selon cet aphorisme d'Hippocrate : « Une nourriture et une boisson un peu
moins saines, mais plus agréables, doivent être
préférées à d'autres qui seraient plus saines, mais
moins goûtées [1]. »

Le garde-malade doit suspendre l'administration des aliments, si dans l'intervalle des visites
du médecin, il survient quelque accident imprévu
de la nature de ceux indiqués page 155, à l'occasion de l'administration des médicaments.

Tout accident, toute rechute, toute mort qui
surviennent aux convalescents, par le fait de
gardes inattentifs, ou trop faibles pour résister
aux désirs souvent immodérés des malades eux-
mêmes, ou de ceux qui les entourent, sont
autant de crimes de lèse-humanité qui doivent
peser sur leur conscience, et dont ils sont comp-
tables envers Dieu.

---

[1] Hippocrate. 2e section, *Aphorisme*, 38e.

CHAPITRE XVII.

Lorsqu'une personne vient de succomber, le rôle du médecin est habituellement fini; mais celui du garde-malade ne l'est point encore. Un malade, tout mort qu'il est, ne doit point être abandonné. Par respect pour ce qu'il fut, il reste encore des soins à lui rendre.

A peine le malade a-t-il cessé de respirer, qu'on s'empresse d'appuyer les doigts sur ses paupières supérieures pour lui fermer les yeux, — et de rapprocher ses mâchoires à l'aide de la main, et même d'un lien placé sous le menton et fortement fixé sur le sommet de la tête, dans le but d'empêcher la bouche de rester béante : — ensuite on le dépouille de ses vêtements, pendant qu'il est encore chaud; — on le couvre, le visage compris, avec un drap de lit; — puis, après avoir ouvert les portes et fenêtres de la chambre, on brûle des aromates.

Je ne blâme point ces pratiques qu'on **a** coutume d'employer presque partout ; mais je blâme le temps où en est faite l'application. Fermer la bouche d'un malade, l'ensevelir et lui couvrir la figure d'un drap, sont des actions qui, en effet, sont innocentes si la mort est bien réelle ; mais qui sont dangereuses [1] et même mortelles si la mort n'est qu'apparente.

Quand un malade vient de succomber, peu importe à quelle maladie, on doit de suite appeler le médecin, pour l'examiner et constater si la mort est vraie ou fausse. Si la mort est réelle, on pourra procéder de suite à l'ensevelissement : si la mort n'est qu'apparente, le médecin fera ce qui est nécessaire pour ranimer le malade.

Malheureusement on n'agit presque jamais ainsi. Quelques personnes par politesse, par convenances, se bornent à faire part de la mort du malade au médecin traitant : mais le plus ordi-

---

[1] Pendant que j'écris ces lignes, j'apprends qu'un jeune homme, plein de force, vient de succomber à une affection encéphalique après huit jours de maladie. Au moment même où il cessa de vivre, la personne préposée à sa garde lui rapprocha fortement les mâchoires : il y avait quelques minutes qu'elle le maintenait dans cet état, quand le moribond grinça les dents, crispa ses membres, et rendit encore une expiration si stertoreuse que la garde en fut effrayée.

11.

nairement celui-ci apprend le décès par la voix publique ou lorsqu'il va rendre visite à celui qu'il croyait encore en vie.

Si, cependant, vu l'éloignement, comme cela arrive souvent dans les campagnes, on ne pouvait faire venir immédiatement le médecin, il serait nécessaire que le garde-malade lui-même constatât le décès. Voici, d'après l'expérience, les principaux signes de la mort réelle :

1° Absence complète de respiration, de sensibilité, de circulation du sang (le cœur ne bat plus);

2° Refroidissement successif du corps, arrivant plus ou moins promptement jusqu'au froid glacial ;

3° Défaut de contraction musculaire sous l'influence du fluide galvanique ;

4° Rigidité des membres survenue *après* la mort ;

5° Flaccidité et flétrissure des yeux, dont la cornée est obscurcie et recouverte d'une pellicule glaireuse ;

6° Commencement de putréfaction, caractérisée par une odeur spéciale qui rappelle celle des salles anatomiques.

Il existe bien encore d'autres signes de peu d'importance que je néglige dans un ouvrage de cette nature, — tels que le *facies* cadavéreux, la pâleur de la peau, le défaut de transparence de la paume de la main et des doigts, le défaut de mouvement de la mâchoire inférieure, la position du pouce ramené vers la paume de la main : on regarde encore comme un signe de mort, si un miroir placé sur la bouche n'est pas terni par la respiration ; si la flamme d'une bougie n'est point agitée en l'approchant du nez et de la bouche : Winslow parle d'un verre plein d'eau placé sur la dernière côte et qui doit se répandre par un mouvement de la poitrine. Je le répète, ces derniers signes, soit isolés, soit groupés, sont de peu de valeur et ne peuvent suffire pour distinguer la mort réelle de celle qui n'est qu'apparente.

Des six principaux signes de mort indiqués plus haut, trois seulement peuvent être regardés comme certains ; ce sont, dans l'ordre de leur apparition, le défaut de contraction musculaire sous l'influence du fluide électrique, la rigidité cadavérique et la putréfaction. Ce n'est qu'après la perte de la contractilité musculaire que commence la rigidité cadavérique, comme la flexibilité qui succède à cette rigidité est l'indice d'une putréfaction prochaine.

Défaut de contraction musculaire sous l'in-

fluence galvanique. Si, avec un excitant, comme le fluide électrique ou galvanique, on stimule un muscle mis à nu à l'aide d'une petite incision pratiquée sur la peau, — il se manifestera une contraction musculaire, ou il ne s'en manifestera pas. Si la contraction se manifeste, ce n'est pas une preuve de vie, puisque les muscles possèdent encore, après la mort et pendant un certain temps, variable selon les circonstances, la propriété de se contracter ; mais ce n'est pas non plus une preuve de mort. Si, au contraire, il ne se manifeste aucune contraction, aucun mouvement fibrillaire, c'est alors un signe certain de mort, un signe aussi certain qu'un commencement de putréfaction. Malheureusement, ce signe précieux est plutôt scientifique que pratique ; car tout le monde n'a pas à sa disposition une batterie de Volta ; et l'éventualité de la persistance de la vie empêche de pratiquer les incisions nécessaires pour mettre les muscles à nu.

La rigidité cadavérique est un des signes de la mort les plus caractéristiques. On ne l'a jamais vu manquer. M. Orfila, doyen de la faculté de médecine de Paris, la regarde comme un signe aussi certain que la putréfaction. Voici, d'après Alphonse Devergie, les moyens de la distinguer de la rigidité frigorique ou congélation, et de la ri-

gidité convulsive, spasmodique, tétanique, etc. :
quand on saisit un membre et qu'on parvient à
vaincre, à l'aide d'un effort, la raideur cadavérique, l'articulation présente un état de souplesse
tel, que la moindre force suffit pour renouveler
la flexion ; toute raideur a disparu, une fois
qu'elle a été vaincue. Si, au contraire, la rigidité
du membre est l'effet d'un état convulsif, cet
état reprend toute son énergie du moment que
la puissance qui l'a vaincu cesse de s'exercer.
Quant à la congélation, comme elle consiste
dans l'accumulation de petits glaçons dans les va-
cuoles du tissu cellulaire, il suffit de plier un
membre pour briser ces cristaux, opération qui
ne peut s'exécuter sans produire un bruit analo-
gue à celui de l'étain qu'on ploie. La rigidité cadavérique survient, en général, à une époque assez rapprochée de la mort : sa durée varie entre
une demi-heure et plusieurs jours. Une multitude
de circonstances modifient d'ailleurs l'époque de
son apparition et sa durée, comme l'âge, la force
et la constitution du sujet, la nature et la durée
de sa maladie, la température plus ou moins
chaude, l'état hygrométrique de l'atmosphère, etc.

La putréfaction ou la disgrégation des tissus
organiques en leurs éléments primitifs est, malgré l'opinion paradoxale de quelques auteurs,

le signe le plus frappant, le plus caractéristique, le plus vrai de la mort réelle. On la reconnaît à la couleur verdâtre, bleuâtre ou brunâtre de la peau, qui est devenue flasque et exhale une odeur infecte et putride. L'époque de sa manifestation est variable ; dans certaines maladies, elle apparaît quelques heures après le décès; dans d'autres, elle se fait longtemps attendre, du troisième au huitième jour : comme la rigidité cadavérique, elle est modifiée dans son apparition et la rapidité de sa marche, par une multitude de circonstances.

En résumé, on ne pourra donc reconnaître la réalité de la mort qu'à la rigidité cadavérique et à la putréfaction ; mais, comme ce dernier phénomène se développe assez tardivement et souvent après le délai fixé par la loi pour procéder à l'inhumation, on aura, pour auxiliaires de la rigidité cadavérique, d'autres signes d'un ordre secondaire, tels que le *facies* cadavéreux, le refroidissement, l'absence de respiration, de circulation, et surtout la flaccidité, la mollesse, l'affaissement, la flétrissure des yeux, accompagnée d'obscurcissement et de défaut de transparence de la cornée.

M. Debreyne [1], ce grave et consciencieux écri-

[1] *Essai sur la théologie morale, considérée dans ses rapports avec la physiologie et la médecine,* par **Debreyne,**

vain, après avoir examiné la valeur des différents signes de la mort, ajoute : « Ces deux signes, la rigidité cadavérique et l'obscurcissement des yeux réunis étant, selon nous, les signes certains, caractéristiques de la mort réelle, il s'ensuit que les signes contraires, également réunis, sont les témoins irrécusables de la mort apparente. Or, ces deux signes contraires sont la flexibilité permanente des membres qui n'a point été précédée de la rigidité cadavérique, et l'état physiologique permanent des yeux, c'est-à-dire leur fermeté et leur consistance, plus la transparence, le brillant et l'éclat vital de la cornée. »

Ainsi, abstraction faite de l'épreuve galvanique, de la putréfaction, et à plus forte raison des autres signes, la mort réelle est caractérisée par la rigidité cadavérique et l'obscurcissement des yeux : — et l'on reconnaît que la mort n'est qu'apparente, si ces deux signes réunis manquent absolument.

Si donc, en l'absence ou à défaut de médecin, on a reconnu que l'individu qu'on croyait mort ne l'est qu'en apparence, on s'empressera de le soumettre à l'emploi de tous les moyens propres

docteur en médecine de la faculté de Paris, professeur particulier de méd. prat., prêtre et religieux de la Grande-Trappe (Orne). 2ᵉ édit. Paris. 1845.

à ranimer les propriétés vitales profondément engourdies et assoupies. Ainsi, on le tiendra chaudement dans le lit, couché sur le dos, la tête un peu élevée sur l'oreiller, et la figure découverte ; on aura soin que rien autour du cou ne puisse gêner la circulation du sang et empêcher l'arrivée de l'air dans les poumons ; on pratiquera sur les membres, sur la poitrine et surtout à la région du cœur, des frictions avec de la flanelle chaude et imbibée de liqueurs spiritueuses, telles que l'eau de mélisse des Carmes, l'eau de Cologne, l'eau de lavande, le vinaigre radical, l'éther, l'ammoniaque : on appliquera des sinapismes irritants aux pieds et aux jambes : on interrogera, dit Fodéré, tous les organes des sens par les excitants divers que l'on sait avoir le plus fixé l'attention du sujet, et surtout celui de l'ouïe, en produisant certains bruits, certains sons qui étaient les plus chers et les plus familiers. Quelle que soit leur inutilité apparente, l'emploi de ces divers moyens sera continué jusqu'à l'arrivée du médecin, qui pourra alors interroger l'irritabilité et la contractilité musculaires à l'aide de la pile voltaïque.

Toutes ces précautions sont *rigoureusement* nécessaires dans les cas de *morts subites* occasionnées par des causes soit physiques, soit morales, ou survenant tout à coup à la suite de perturbations nerveuses d'une gravité extrême, comme la léthargie, le coma, la syncope, l'asphyxie, les convulsions, l'hystérie, l'épilepsie, le tétanos, la catalepsie, l'extase, etc.

Je conseille de prendre les mêmes précautions *seulement* jusqu'à l'arrivée du médecin, ou jusqu'à l'apparition de la raideur cadavérique, dans tous les cas de décès survenant à la suite de maladies aiguës ou chroniques d'une durée plus ou moins grande, et ayant successivement traversé tous les degrés connus de faiblesse, de dépérissement, de marasme, et où les malades, comme dit M. Debreyne, meurent peu à peu, partiellement, successivement et en détail en quelque sorte.

Si ces précautions, qui paraîtront inutiles à beaucoup de gens, avaient toujours été prises à l'égard des morts, on n'aurait point à déplorer les inhumations de plusieurs personnes descendues vivantes dans le tombeau.

Maintes fois les médecins de tous les pays et de toutes les époques ont élevé la voix pour signaler le danger des inhumations précipitées. L'histoire et les faits malheureusement trop nombreux, même de nos jours, puisque les journaux publient encore de loin en loin quelques cas de personnes enterrées vivantes, sont là pour attester la justice de leurs réclamations.

Quelques cités, il est vrai, se sont émues, et, pour empêcher l'horrible malheur des inhumations précipitées , ont adopté l'institution des vérificateurs de décès, fondée à Genève par Calvin, dès l'année 1543, puis successivement adoptée à Strasbourg, à Paris et dans d'autres grandes communes de France.

Certes, voilà déjà un grand pas de fait vers la charité; mais est-ce donc assez ? Que de communes sont encore privées du bienfait des vérifications de décès! Il est nécessaire que la loi vienne enfin en aide à la science et à l'humanité. Les médecins ont parlé, ont prouvé le danger des inhumations précipitées : que les législateurs fassent donc une loi obligatoire pour tous , par laquelle aucune inhumation ne serait permise sans la preuve écrite que le décès a été constaté scientifiquement par un médecin [1]. « Les corps, a dit

[1] Je considère comme une charge inutile la création des médecins vérificateurs des décès. Tout médecin est apte à constater si la mort est réelle ou si elle n'est qu'apparente; et si elle est le résultat de violences, soit volontaires (suicide), soit étrangères (homicide). Seulement, l'état civil n'admettrait comme valables que les procès-verbaux de vérification de décès dressés et signés par les médecins légalement reçus et autorisés à pratiquer leur art. Si les

le célèbre docteur Marc, ne devraient jamais être portés en terre qu'après que la pile de Volta n'aurait plus produit d'effet sur eux.

Pour résumer ce chapitre, je dis donc :

1° Qu'on ne doit point, comme on le fait généralement, abandonner les personnes qu'on croit mortes ;

2° Que sitôt le décès arrivant, soit subitement, soit par accident, soit après une maladie plus ou moins grave, plus ou moins longue, il faut appeler le médecin pour constater le décès et ranimer le malade, si la mort n'est qu'apparente ;

3° Qu'à défaut de médecin, la rigidité cadavérique survenue *après* la mort et la putréfaction sont deux signes certains de mort réelle ;

4° Que jusqu'à l'arrivée du médecin ou l'apparition de la rigidité, on doit toujours et dans tous les cas employer les moyens propres à ranimer les propriétés vitales ;

5° Qu'on ne doit jamais fermer les yeux et la

malades ont la liberté de choisir leur médecin, ils doivent aussi avoir la liberté de choisir le vérificateur de leur décès. Il y a des personnes, et le nombre en est grand, dont la vertu austère s'alarme à la pensée que tel médecin, qu'elles fuient par antipathie ou autre sentiment, viendra, après leur mort et cela au nom de la loi, toucher leur cadavre et le soumettre aux épreuves physiques de l'expérimentation.

bouche d'un mort, le laver, lui tamponner les ouvertures naturelles, l'ensevelir, et à plus forte raison le mettre dans le cercueil qu'après la constatation scientifique des signes certains de la mort réelle;

6° Qu'il est nécessaire, dans l'intérêt de l'humanité et pour éviter l'inhumation de personnes vivantes, que la loi intervienne et ne délivre le permis d'enterrer que sur un procès-verbal de médecin, constatant la réalité de la mort reconnue par les épreuves scientifiques.

CHAPITRE XVIII.

SOINS SPÉCIAUX RELATIFS AUX FEMMES EN COUCHES, ET AUX ENFANTS NOUVEAU-NÉS.

—

Femmes en couches.

Tout ce qui a été dit dans les précédents chapitres est entièrement applicable aux femmes en couches : mais celles-ci réclament encore des soins spéciaux nécessités par leur état et leur position.

En général, la femme est plus mobile, plus sensible et plus impressionnable que l'homme. Cette impressionnabilité augmentée par la grossesse, arrive à l'époque de l'accouchement au plus haut degré d'exaltation. La femme alors n'est plus maîtresse d'elle-même : elle n'est plus que nerfs, que sensibilité. Nulle femme, dans l'ordre naturel, n'enfante sans douleur. C'est là, malheureusement une destinée inévitable, une condition à laquelle tient le bonheur d'être mère.

Avant l'accouchement. La garde doit donc tenir compte de la position pénible d'une femme en travail de parturition : elle ne doit ni se blesser, ni se formaliser de ses caprices, de son impatience, de son exigence. Toute de patience et de douceur, elle ranimera par des paroles amicales, consolantes, la femme sensible, craintive et sujette à s'alarmer ou à perdre courage : elle prendra un ton ferme, mais toujours consolant cependant, avec celle qui, exaltée et plus ou moins imprudente, se livrerait à des mouvements, à des actes, à des écarts capables de compromettre sa santé et celle du fruit qu'elle porte dans son sein.

En attendant l'arrivée de l'accoucheur ou de la sage-femme, la garde disposera le lit de travail sur lequel doit se faire l'accouchement ; fera prendre à la femme confiée à ses soins un lavement émollient destiné à évacuer le rectum et favoriser la parturition ; relâchera ses vêtements pour la mettre plus à son aise et éloignera toutes les personnes qui pourraient gêner ou être à charge. On ne doit laisser dans la chambre que le nombre de personnes indispensables, une ou deux amies tout au plus, la garde et l'accoucheur. La société des commères est toujours dangereuse ; ne pouvant tenir leur langue inactive, elles racontent une série d'histoires plus ou moins effrayantes : ainsi, madame une telle est morte en couches d'une hémorrhagie ou dans les convulsions ; telle autre est accouchée, après trois jours de travail et de douleurs atroces, d'un enfant mort ou monstrueux qu'on arracha par morceaux ; telle autre ne put jamais être délivrée qu'avec les *ferrements ;* à cette autre il fallut ouvrir le côté, etc. De tels récits faits avec accompagnement de gestes, de poses et d'un air de tristesse et de compassion à fendre l'âme, ne sont-ils pas, je le demande, bien propres à effrayer et alarmer une malheureuse femme en proie aux douleurs les plus vives, et qui naturellement craint la mort bien plus qu'elle ne croit à une prompte et heureuse délivrance.

Si la femme est altérée, on apaisera sa soif avec quelques boissons rafraîchissantes, comme l'eau pure, l'eau sucrée, l'eau de gomme, de groseille, etc. Il faut bien se garder de lui administrer des cordiaux et des spiritueux dans le but de soutenir ses forces et de hâter l'accouchement. Le vin chaud sucré, l'eau-de-vie brûlée, le punch, certains élixirs et autres moyens incendiaires encore en usage chez le peuple et dans les campagnes sont, pour les femmes en travail, des poisons propres à les échauffer, les enivrer et provoquer des pertes foudroyantes, en un mot, ce sont des moyens plus capables de retarder la délivrance que de l'accélérer.

Lorsque l'accoucheur est arrivé, c'est à lui de diriger la marche de l'accouchement et de prescrire ce qui convient. La garde lui obéira donc en tout et s'occupera de disposer les choses nécessaires pour recevoir l'enfant.

Il est des cas où les femmes, surprises par le travail, accouchent avec une promptitude extrême, en une ou deux douleurs, sans aide et sans secours. En attendant l'arrivée de l'accoucheur, il faut alors, si la femme est couchée, placer le nouveau-né en travers, et sur un de ses côtés, entre les cuisses de la mère, en sorte qu'il ait le dos tourné contre la vulve : le cordon est-il entortillé autour du cou de l'enfant, de manière à l'étrangler et l'asphyxier, il faut le dérouler avec précaution. Si la femme est assise, la garde, à genoux devant elle, soutiendra l'enfant dans cette même position, ayant soin de n'exercer sur le cordon ombilical aucun tiraillement qui pourrait avoir des suites fâcheuses, telles que la descente, la chute et le renversement de l'utérus.

C'est à l'homme de l'art de pratiquer la section du cordon ombilical. Cependant, si, vu l'éloignement, comme cela arrive si souvent dans les campagnes, l'accoucheur tardait trop longtemps à arriver, il serait dangereux de laisser l'enfant croupir dans les ordures épanchées sur le lit et exhalant une odeur miasmatique plus ou moins nuisible à ses poumons. Voici alors la manière la plus simple de lier et couper le cordon : on prend quelques brins de fil ; à quatre ou cinq centimètres de l'ombilic de l'enfant, on en fait sur le cordon un tour que l'on arrête par un nœud simple pour fermer les vaisseaux ; on fait ensuite un second tour que l'on fixe par un double nœud serré assez pour résister à l'impulsion du sang, et jamais trop, crainte de couper les vaisseaux qui entrent dans la composition du cordon ; puis à deux centimètres de la ligature, on coupe le cordon d'un seul coup avec des ciseaux propres et bien tranchants.

Après l'accouchement. La femme est accouchée et délivrée. A la crainte, assez naturelle quand on souffre, de perdre la vie, succède le bonheur ineffable d'avoir donné le jour à un nouvel être dont les vagissements la font palpiter et tressaillir. La femme est heureuse enfin : laissez-la jouir de toute la pureté de son sentiment.

Les derniers efforts d'expulsion, le dernier cri de l'enfantement l'ont-ils altérée, donnez-lui pour apaiser sa soif quelques gorgées d'eau sucrée ou d'une infusion légèrement aromatique, comme le thé, l'eau de feuilles d'oranger, etc.

Ne vous inquiétez point du tremblement nerveux qui agite ses membres et fait claquer ses dents. Ce phénomène tout à fait naturel qu'expliquent les changements survenus dans l'organisme ne dure que quelques minutes. Ne l'étouffez donc point sous le poids des couvertures sous prétexte de la réchauffer, mais couvrez-la d'une manière convenable en rapport avec ses désirs et la température de la chambre.

A l'heure indiquée par le médecin, vous laverez avec de l'eau tiède la vulve, les cuisses et toutes les parties de l'accouchée salies par le sang, les eaux ou autres matières; vous changerez ses vêtements et la transporterez dans son lit préalablement garni et chauffé. Les femmes qui se lèvent et veulent aller, sans être soutenues, dans le lit où elles doivent passer le temps des couches, commettent de graves imprudences et s'exposent à de grands dangers.

Une fois la femme couchée, vous garnirez la vulve de linges doux, *chauffoirs*, préalablement chauffés et destinés à recevoir les matières qui s'écoulent du vagin et constituent les lochies.

N'exigez point que l'accouchée se tienne constamment sur le dos, les jambes et les cuisses allongées et rapprochées. En tout, elle doit se mettre à son aise, se coucher sur un côté ou sur l'autre, rester même sur le dos, si cela lui plaît. On doit s'en rapporter à ses propres penchants. « La fatigue et la faiblesse, dit le professeur Velpeau[1], amenées par la contrainte d'une position suffiraient à elles seules pour déterminer des accidents et constituer un état morbide, même chez une personne qui s'y serait soumise étant en santé ; à plus forte raison, faut-il en dispenser les femmes dont les fonctions, momentanément troublées, ont besoin de tant de ménagement pour reprendre leur type normal. »

Après les grandes fatigues, les grandes douleurs, tous les grands mouvements de l'organisme, survient généralement un sommeil bienfaisant que la nature nous envoie pour réparer nos forces abattues. Ne point respecter le sommeil de la femme qui vient d'accoucher serait de la cruauté. Faites donc en sorte que le plus grand silence règne autour d'elle : interdisez l'entrée de sa chambre à toutes les voisines, à toutes les

---

[1] Velpeau. *Traité de l'art des accouchements.*

amies qui se présenteront pour la féliciter ; modérez l'impression d'un jour trop vif, en fermant les volets, les persiennes ; pendant son sommeil, regardez de temps en temps sa figure pour voir, à sa pâleur, si quelque perte ne menace pas sa vie ; et dans ce cas prévenez de suite l'accoucheur.

La plus grande propreté est nécessaire aux femmes en couches. Les chauffoirs, les alèzes, les draps et linges de corps doivent être changés toutes les fois qu'ils ont été salis par la sueur ou l'écoulement des lochies. Rien de plus contraire à l'hygiène, comme cela se pratiquait autrefois, que de laisser les mêmes linges et vêtements jusqu'au septième et huitième jour. Les nouveaux vêtements que vous donnerez seront toujours très-propres, secs, chauds et sans odeur.

Deux fois par jour, au moins, vous laverez, lotionnerez les parties génitales extérieures avec de l'eau de guimauve, ou du lait dans lequel vous aurez fait bouillir une poignée de cerfeuil.

Eu égard à la quantité, à la qualité et à la température des boissons et des aliments, vous suivrez exactement la prescription de l'accoucheur. Sous aucun prétexte vous ne permettrez l'usage de la rôtie au sucre, du vin chaud sucré, du thé, du café et autres excitants aussi dangereux *après* qu'avant l'accouchement.

La femme en couches a le système nerveux si irritable, son impressionnabilité est si grande, qu'un rien peut l'ébranler. Toutes les passions excessives, comme la colère, la terreur, la joie, la tristesse, le chagrin, l'amour, la haine, trou·blent son âme et occasionnent dans son économie des bouleversements dont les effets prompts et incalculables sont suivis des plus grands malheurs. Vous écarterez donc tous les bruits, toutes les nouvelles, toutes les personnes qui pourraient l'impressionner vivement. « Les anciens, dit M. Capuron [1], savaient bien apprécier l'état de la femme en couches, et l'on ne peut qu'applaudir aux mesures qu'ils avaient adoptées pour la mettre à l'abri de tout accident. A Sparte, elle était affranchie de tout compliment fade, ennuyeux et mensonger ; à Rome, on suspendait une couronne à la porte de la maison qu'elle habitait, comme pour avertir les passants et les voisins de respecter cet asile ; enfin, dans des temps plus modernes encore, le magistrat de Harlem n'accordait-il pas une espèce de sauvegarde à la demeure d'une femme en couches, et l'approche n'en était-elle pas défendue au créancier, à l'appariteur et à tout suppôt de justice ? »

[1] Capuron. *Cours pratique et théorique d'accouchement.*

12.

Le temps de rester au lit doit être réglé par le médecin.

Vous surveillerez sévèrement le repas du baptême, s'il a lieu dans les dix premiers jours de la couche. « Dans ce repas de famille , comme l'observe judicieusement M. Velpeau , la femme veut tenir tête à tout le monde. Elle ne se met à table que pour la forme, il est vrai, ou même elle reste au lit pour être plus sûre de sa prudence. Tous les convives lui défendent de boire et de manger ; mais en attendant, on l'oblige à prendre une gorgée de tel vin, une gorgée de tel autre, puis de ce mets-ci , puis de ce mets-là ; en sorte que trop souvent, à la fin de ce jour de fête, elle se trouve prise de symptômes assez graves pour la conduire rapidement aux portes de la mort. »

La première sortie des femmes catholiques est pour aller à l'Eglise se soumettre à la cérémonie des *relevailles,* ce jour là est encore un jour de fatigues et de danger. La religion bien entendue n'exige point que l'on commette d'imprudence. Avant de s'exposer à l'air libre pour se transporter aux pieds des autels, l'accouchée doit avoir repris des forces, s'être essayée chez elle, dans son jardin ; elle choisira pour cela un jour où l'air ne sera ni froid ni humide ; elle aura soin de se bien vêtir et de ne pas se tenir trop longtemps

agenouillée. Les églises sont généralement vastes,
froides, humides et mal fermées : qu'elle prenne
garde aux courants d'air.

Enfants nouveau-nés.

La garde recevra l'enfant des mains de l'accoucheur ou de la sage-femme dans des linges
propres, mous, bien secs, et chauffés. Si c'est
en hiver, elle ira s'asseoir auprès d'un feu doux.
Dans tous les cas, la chambre doit être bien
fermée, pour éviter les courants d'air, et d'une
température modérée.

Ordinairement sale et dégoûtant, l'enfant qui
vient de naître est taché de sang et recouvert
d'un enduit blanchâtre et gras qui le rend glis-
sant. Cet enduit est insoluble dans l'eau et adhère
si fortement à sa peau que le frottage ne peut
l'enlever entièrement. A l'exemple des animaux
qui ont soin de lécher leurs petits, il est important cependant de faire disparaître cette crasse
visqueuse qui rend la peau imperméable et empêche la perspiration de se faire d'une manière
convenable. L'huile, le beurre, le sain-doux, le
jaune d'œuf dissolvent parfaitement cette matière.
On en fera donc des onctions, pendant quelques
minutes, sur tout le corps de l'enfant qu'on

lavera ensuite avec un linge doux ou une éponge fine imbibée d'eau tiède. Quand la peau est parfaitement nettoyée, on doit l'essuyer avec un linge doux et préalablement chauffé en toutes saisons.

Avant d'habiller l'enfant, visitez-le avec soin, examinez si sa conformation est bonne, et assurez-vous que les ouvertures naturelles sont libres.

On couvre la tête d'un petit serre-tête et d'un bonnet, fixés de manière à ne point comprimer le menton et les oreilles derrière lesquelles on met un linge doux pour les isoler de la peau de la tête, et empêcher ces gerçures si communes chez les enfants, et qui sont le résultat d'une espèce de macération de la peau. On doit renoncer à tout jamais à la funeste et meurtrière coutume (que je rencontre encore quelquefois) de comprimer, pétrir la tête des enfants, sous prétexte de lui donner une forme plus agréable.

La poitrine et les bras doivent être revêtus d'une petite chemise en toile douce et d'un petit corset ou brassière en laine ou en coton, fendus en arrière, et à manches larges. Après avoir passé les bras de l'enfant dans les manches, on croise en arrière le corps des vêtements que l'on fixe avec des épingles ou mieux avec des cordons.

Le cou ne doit être couvert que d'un fichu.

On enveloppe le cordon ombilical dans une compresse de toile douce, beurrée ou huilée ; on le place ainsi à la partie gauche du ventre pour éviter la compression du foie qui est à droite ; et l'on maintient le tout à l'aide d'une bande large de trois à quatre doigts, assez longue pour faire deux fois le tour du ventre et fixée vers l'un des flancs avec quelques points d'aiguille. Ce bandage ne doit être ni trop lâche ni trop serrée : trop lâche, il glisserait et serait inutile ; trop serré, on comprend facilement qu'il serait dangereux.

On termine l'habillement de l'enfant par l'emmaillotage, qui consiste à envelopper l'enfant, depuis les aisselles jusqu'aux pieds, dans des drapeaux en toile fine et déjà usée pour être plus douce, et dans des langes en coton, en futaine ou en laine suivant la saison. On étend l'enfant sur un drapeau préalablement chauffé et placé sur un ou deux langes. Avec le drapeau arrêté sur la poitrine par une épingle, on enveloppe isolément chacun des deux membres inférieurs : les langes sont croisés au devant du corps et fixés à leur extrémité supérieure et au milieu ; l'on étend et l'on replie leur extrémité inférieure jusqu'au thorax, de manière à en porter les angles derrière le dos où on les fixe également.

Il est des auteurs qui proscrivent absolument les épingles de la toilette des enfants : je pense, cependant, qu'il est difficile de s'en passer. On aura soin de les placer avec adresse, en sorte que les pointes ne puissent jamais blesser.

Ainsi habillé et emmailloté, l'enfant doit être couché sur le côté dans un berceau placé dans une chambre spacieuse, d'une température douce, dont l'air soit aussi pur que possible, loin du bruit, d'une lumière trop vive et à l'abri des courants d'air. On le couvrira plus ou moins selon la saison, et l'on entretiendra sa chaleur à l'aide de vases de grès remplis d'eau chaude et placés à ses pieds.

La propreté étant absolument nécessaire aux enfants, il faut changer leurs langes et leurs vêtements dès qu'ils sont mouillés. La première évacuation consiste en une matière noire, poisseuse, appelée *meconium,* qui adhère assez fortement à la peau.

Chaque fois que vous changez un enfant, vous devez le laver minutieusement avec de l'eau tiède ou fraîche selon la saison et la force des enfants, et à laquelle vous mêlerez de temps à autre un peu de vin ou d'eau-de-vie ; visitez avec attention les divers plis de la peau, comme les aines, les aisselles, les plis du cou, des cuisses, des jarrets, etc.;

ces plis contiennent toujours une matière sébacée d'une odeur plus ou moins nauséabonde qui, par la chaleur, se rancit, irrite la peau, l'enflamme et produit de véritables suppurations.

Les langes, drapeaux et vêtements doivent toujours être lessivés, parfaitement secs et sans aucune odeur.

C'est ordinairement vers le cinquième jour que s'effectue la chute du cordon ombilical. Cette séparation se fait toujours naturellement. N'exercez donc jamais sur le cordon aucune traction dans le but de le faire tomber plus tôt, si, comme cela arrive quelquefois, il n'était point encore détaché le huitième et même le dixième jour. La petite plaie résultant de la chute se cicatrise d'elle-même ; ne mettez ni onguents, ni pommades, ni eaux fortifiantes, tant vantées par les commères, pour hâter cette cicatrisation ; mais contentez-vous de la couvrir d'un linge fin, légèrement beurré, maintenu par une bande qui fera le tour de l'abdomen et protégera ainsi l'ombilic encore faible contre les efforts et les cris fréquents du premier âge. Par là vous préviendrez la formation de la hernie ombilicale.

C'est au médecin d'indiquer les boissons qu'il faut donner aux nouveau-nés et de préciser l'époque où la mère doit commencer à présenter le soin, si elle veut ou peut remplir le devoir sacré d'élever elle-même son enfant.

Les enfants crient rarement sans nécessité. Toujours leurs cris expriment un besoin, une douleur, une gêne. Ils ont faim, ils ont soif, ils ont trop chaud ou trop froid : ce sont des linges sales, mouillés qui les incommodent; un insecte, une épingle qui les piquent; une situation qui les gêne, etc. Recherchez avec soin, devinez la cause de leurs cris et gardez-vous de les calmer et de les endormir en leur donnant le sirop diacode ou de pavot.

D'autres détails sur la manière d'élever les enfants seraient déplacés dans cet ouvrage uniquement destiné aux personnes qui veulent soigner les malades. Plusieurs traités sur l'éducation physique des enfants ont été publiés depuis peu par des médecins recommandables : on fera bien de les consulter.

CHAPITRE XIX.

DES PRÉCAUTIONS QUE L'ON DOIT PRENDRE POUR SE PRÉSERVER DES MALADIES CONTAGIEUSES.

Parmi les maladies qui affectent l'espèce humaine, il en est qui, au lieu de se borner à l'individu envahi, jouissent de la terrible propriété de se transmettre, de se communiquer, par voie de contagion, à un nombre plus ou moins grand de personnes.

La contagion est donc la transmission d'une maladie d'une personne malade à une autre qui ne l'est pas. La contagion est immédiate ou médiate ; — elle est immédiate quand elle a lieu à l'aide de l'air qu'on respire, par le contact des mains ou autres parties du corps, par l'inoculation sur les muqueuses ou le derme dénudé, etc. ; — elle est médiate, quand elle se fait par l'intermédiaire de vêtements, de laine ou autres corps imprégnés depuis un temps plus ou moins long et à un degré variable du principe morbifique contagieux.

Beaucoup de maladies, telles que la variole, la rougeole, la scarlatine, la coqueluche, la grippe, la rage, le charbon, la morve, la peste, la gale, la syphilis, etc., sont susceptibles de se transmettre par contagion. Si l'on est appelé à soigner un malade qui soit affecté d'une de ces maladies, il est donc nécessaire, il est prudent de prendre les précautions reconnues efficaces pour s'en préserver et ne point les communiquer au dehors.

Précautions concernant le malade.

Tout malade affecté de maladie contagieuse doit être tenu dans un état de propreté extrême. Tous les jours vous lui laverez la figure, les mains et les pieds avec de l'eau pure, fraîche ou tiède, selon la saison et la nature de la maladie. Aussi souvent qu'ils seront salis par la sueur, l'urine, les évacuations alvines ou autres, vous changerez les linges de corps et de lit. Autant qu'il se pourra, vous remplacerez les couvertures de laine, les duvets par d'autres en fil ou en coton, comme moins aptes à s'imprégner de principes contagieux. Vous ne laisserez point le lit dans les coins ni au fond de l'alcôve, mais vous l'attirerez au milieu de la chambre, de manière que l'air puisse librement circuler tout autour.

Plusieurs fois par jour, quelle que soit la saison, vous ouvrirez les portes et fenêtres, vous établirez de grands courants pour renouveler l'air de la chambre et dissiper les miasmes. Vous aurez le plus grand soin que la chambre soit toujours extrêmement propre : ainsi, sous aucun prétexte, les vases destinés à recevoir les urines, les selles, les crachats, les vomissements, — les linges sales, les bandes, les compresses, la charpie ayant servi aux pansements ne devront y séjourner, ni dans son voisinage. De temps en temps vous arroserez la chambre avec du vinaigre radical, de l'eau chlorurée ou de l'eau-de-vie camphrée.

Vous ferez en sorte que la température de la chambre soit toujours fraîche ou même froide : la chaleur, en raréfiant l'air, favorise la production et le dégagement des miasmes putrides. Si le médecin le juge à propos, vous entretiendrez le dégagement de vapeurs antiseptiques, comme celles des chlorures, du camphre, du nitrate de potasse.

Vous interdirez sévèrement l'entrée de la chambre du malade aux visiteurs importuns qui, par leur présence, contribueraient à altérer la pureté de l'air, et pourraient d'ailleurs imprégner inutilement leurs habits de principes contagieux.

Précautions relatives au garde-malade.

Que la personne du garde-malade soit toujours d'une grande propreté. La malpropreté engendre des odeurs qui se mêlent aux miasmes délétères et augmentent le danger de la contagion.

Plusieurs fois par jour, lavez vos mains, vos bras, votre figure, toutes les parties du corps exposées enfin, avec de l'eau fraîche à laquelle vous ajouterez un peu de vinaigre radical, ou de l'eau de Cologne, ou de l'eau-de-vie camphrée. Chaque fois que vous aurez touché le malade pour le panser, l'essuyer, le laver, le changer, vous laverez vos mains avec le même liquide.

Ne portez que des vêtements de toile ou de coton d'une couleur blanche ; la laine et la soie absorbent plus promptement et d'une manière plus tenace les divers miasmes putrides : le blanc ne tolère pas la malpropreté ; et d'ailleurs, l'expérience a prouvé que les insectes le fuient toujours. Vous ferez bien de saupoudrer vos habits de quelque peu de camphre en poudre.

Chaque fois que vous quitterez le malade pour aller auprès de personnes saines, lavez-vous, dépouillez-vous de vos vêtements pour en revêtir de nouveaux, purs de tout contact.

Si vous avez quelques plaies, quelques excoriations de l'épiderme, quelques envies autour des ongles, vous graisserez toutes ces parties avec de l'huile, du beurre, du cérat, du sain-doux : les corps gras s'opposent à l'inoculation des virus.

Sous aucun prétexte ne mangez, ni buvez dans la chambre du malade.

Que votre nourriture soit saine et abondante. Ne vous gorgez pas d'aliments, mais ne jeûnez pas non plus. Mangez selon votre appétit, et buvez à chaque repas un verre de vin généreux.

Quand vous découvrez le lit du malade, soulevez les couvertures lentement et progressivement, détournez la tête et cessez de respirer. Les miasmes, les odeurs les plus pestilentielles s'accumulent sous les couvertures : il serait dangereux de les inspirer.

Si le malade vous parle, ne vous penchez pas trop près de sa bouche et détournez la figure, afin que son souffle ne vous arrive pas directement.

Évitez de rester plus de vingt-quatre heures de suite auprès d'une personne affectée de maladie contagieuse. Reposez-vous au moins une nuit sur deux ; sinon, quelle que soit votre force, vous finirez par contracter la maladie.

Selon le conseil de Clerc [1], faites-vous frotter le corps, matin et soir, avec du vinaigre camphré.

Vous ferez bien, pendant votre séjour auprès du malade, d'aspirer constamment une cigarette camphrée de Raspail. La plus grande partie de l'air que vous respirerez se dépouillera ainsi de son principe morbifère, en traversant le camphre accumulé dans la cigarette, et ne portera point à votre sang l'élément de la maladie.

Si, malgré ces précautions, vous sentez naître en vous quelque malaise, comme des étourdissements, de la pesanteur dans le front, un brisement des forces, perte d'appétit, etc., cessez vos soins auprès du malade : il serait imprudent de lutter. Le grand air, les champs et le repos dissiperont ces prodrômes de maladie.

[1] Clerc. *Histoire naturelle de l'homme malade.*

CHAPITRE XX.

MALADIES ET ACCIDENTS IMPRÉVUS QUI EXIGENT UN SECOURS IMMÉDIAT.

Premiers secours à donner.

Toutes les maladies ne viennent point progressivement, et, comme dit l'école, en passant par les divers états de prodrômes, accroissement, état stationnaire, etc. Il en est qui frappent à l'improviste, subitement et de la manière la plus imprévue, telles les apoplexies : d'un autre côté, nous sommes chaque jour et à chaque instant exposés à une multitude d'accidents qui nous arrivent tout à coup et peuvent mettre notre vie en danger. Le salut, en pareil cas, c'est la promptitude des secours. Tout le monde doit alors être médecin; et il y aurait de l'inhumanité, de la cruauté même d'abandonner à lui-même un malheureux frappé subitement, en attendant les secours plus ou moins tardifs d'un véritable médecin. Un mot donc sur chacune des maladies subites auxquelles est exposée notre frêle existence , et sur les remèdes simples et faciles à leur opposer, en attendant l'arrivée d'un médecin, qu'on ne doit jamais négliger d'appeler.

Apoplexie. Mot vulgaire dérivé du grec et dont on se sert pour désigner les hémorrhagies et congestions cérébrales, la rupture du cœur, toutes les morts subites enfin.

Couchez le malade la tête nue et élevée, les pieds pendants; relâchez tous ses vêtements; donnez-lui un lavement laxatif au sel, et appliquez des sinapismes à ses pieds et à ses mollets. Si l'apoplexie a frappé un individu au sortir d'un repas, vous provoquerez le vomissement par la titillation du gosier.

Syncope, léthargie, catalepsie, coma. Etats nerveux simulant la mort. *Voyez,* page 190 et suivantes, les caractères de la mort réelle et de la mort apparente et l'indication des premiers secours à administrer en pareil cas.

Ivresse. L'ivresse est un empoisonnement par les boissons alcooliques.

. On la dissipe en quelques minutes en faisant boire au malade un verre d'eau sucrée dans laquelle on verse de huit à dix gouttes d'ammoniaque (alcali volatil fluor.)

Asphyxie. L'asphyxie est la cessation de la vie par défaut d'air, ou par défaut d'air respirable.

1° *Asphyxie par submersion* (*noyés*). Dépouillez le noyé des ses vêtements humides en les coupant avec des ciseaux; placez-le sur le côté, la tête nue et un peu relevée; essuyez-le; réchauffez-le lentement en l'enveloppant dans une couverture de laine; faites des frictions sur tout le corps, mais surtout sur la colonne vertébrale et la poitrine, avec la main nue ou un morceau de laine imbibée de liqueurs spiritueuses et excitantes, comme l'eau-de-vie camphrée, l'eau de Cologne, l'eau de mélisse, l'ammoniaque, le vinaigre radical, etc.; présentez à ses narines un flacon débouché de vinaigre radical ou d'alcali volatil, insufflez de l'air dans ses poumons avec votre bouche appliquée sur la sienne; donnez-lui des lavements de fumée de tabac. Ne cessez l'emploi de ces divers moyens que lorsque vous reconnaîtrez les signes certains de la mort réelle.

2° *Asphyxie par strangulation* (*pendus, étranglés*). Coupez les liens qui compriment la trachée-artère et empêchent l'air d'arriver jusqu'aux poumons; — et conduisez-vous comme il est prescrit ci-dessus.

3° *Asphyxie par la vapeur du charbon* (*acide carbonique*). Ouvrez les portes et croisées; renouvelez l'air de la chambre; approchez le malade des croisées, et pour le surplus des secours, même conduite que dans les deux cas précédents.

4° *Asphyxie par le plomb (hydrogène sulfuré , gaz des fosses d'aisance.)*

Exposez le malade au grand air ; lavez-le, et le frictionnez avec de l'eau chlorurée. Pour le reste , comme dans les autres asphyxies.

Epilepsie , hystérie, mouvements convulsifs. Ces maladies caractérisées par des mouvements désordonnés, impétueux , des cris , souvent de l'écume à la bouche, des grincements de dents, etc. , sont très-effrayantes pour les personnes qui ne les ont point encore observées et présentent rarement un danger immédiat.

Bornez-vous à enlever toutes les ligatures capables de gêner la circulation et la respiration ; couchez les malades sur des matelas, de la paille ; laissez-les se débattre ; ayez soin seulement qu'ils ne puissent se blesser en se frappant contre des corps durs, comme les meubles, les pierres ; projetez de l'eau froide sur leur figure et leur faites respirer quelques odeurs antispasmodiques, comme l'éther , le musc, le vinaigre.

Convulsions des enfants. Les convulsions des enfants , survenant pendant le cours de maladies graves, sont symptomatiques de désordres du côté des centres nerveux, le plus souvent mortels.

Etant prévues par le médecin traitant, c'est à celui-ci d'indiquer ce qu'il convient de faire alors pour les conjurer. — Quant aux convulsions qui surviennent tout à coup et sans maladie préalable et provocatrice, elles sont rarement dangereuses. Les causes en sont variées et multiples, et se rattachent, comme le remarque M. Richard (de Nancy), à quelque excitation partant de la peau ou des surfaces du tube digestif, comme le froid, une épingle qui blesse, le travail des dents, la colère de la nourrice, un lait trop vieux, la présence des vers dans l'estomac ou les intestins, etc.

On les combat en faisant disparaître la cause, si on la reconnait, en relâchant tous les liens et enlevant toutes les épingles; en réchauffant le petit malade; en lui donnant de l'eau sucrée chaude à laquelle on ajoutera par verrées une cuillerée à café d'eau de fleurs d'oranger; et en entourant ses pieds de cataplasmes dérivatifs un peu chauds.

Indigestion. A celui qui éprouve les angoisses d'une indigestion, — vous donnerez quelques tasses d'une infusion légère de thé chaud, sucré et aromatisé avec quelques gouttes d'eau de fleurs d'oranger.

Colique. La colique est une douleur plus ou

moins violente, ayant son siége dans les intestins et exprimant toujours une maladie de ces organes. Le plus souvent elle est légère et passagère, mais quelquefois elle est atroce et insupportable, comme dans le *miserere*.

Faites sur le ventre des embrocations d'huile d'amandes douces; donnez des quarts de lavement de lait tiède ; faites boire une infusion de fleurs de coquelicots sucrée.

Empoisonnement. Il existe un grand nombre de poisons qu'on peut diviser suivant leurs effets en narcotiques et en caustiques.

1° Les poisons narcotiques ou stupéfiants sont fournis par le règne végétal et sont des substances telles que l'opium, la belladone, le datura-stramonium, la jusquiame, l'aconit, le tabac, le laurier-cerise, les champignons, la ciguë, etc.

Vertiges, défaillances, sueurs froides, vomissements ou envies de vomir, voilà les premiers accidents que produit leur ingestion.

Sur-le-champ, faites vomir la personne empoisonnée, soit en titillant la luette avec le doigt ou les barbes d'une plume, soit en faisant avaler grande quantité d'huile ou d'eau tiède. Après le vomissement, donnez beaucoup d'eau sucrée ou miellée dans laquelle vous mettrez par verrées une grande cuillerée à bouche de bon vinaigre.

2° Les poisons caustiques ou âcres nous viennent des minéraux : ce sont les acides sulfurique, nitrique, hydrochlorique, prussique, etc., l'arsenic, les sels de plomb, de cuivre, de mercure, etc.

Douleur atroce, comme un feu brûlant, dans la bouche, le gosier, l'œsophage, l'estomac et les intestins; vomissements affreux, sanglants; convulsions, sueurs froides, vertiges, syncope, mort.

Faites prendre au malade, en boissons et en lavements, des torrents de lait ou d'eau tiède, à défaut de lait; et provoquez le vomissement de la même manière que dans le cas précédent.

Hernie étranglée ou engouée. La hernie est la sortie d'une portion plus ou moins considérable des intestins ou du mésentère à travers les canaux inguinaux ou cruraux. Elle occasionne des coliques et des vomissements, et se reconnait à l'existence d'une tumeur plus ou moins volumineuse qui tout à coup s'est développée dans l'aine.

Couchez le malade, la poitrine élevée et les cuisses fléchies, de manière à mettre le ventre dans le plus grand relâchement possible; ne faites aucune pression sur la tumeur, et ne la recouvrez d'aucune substance, comme omelette chaude au lard, cataplasmes, etc.; si le malade souffre par trop, donnez-lui un lavement huileux et le mettez dans un grand bain tiède. Un peu d'eau sucrée ou d'eau pure, voilà la seule boisson qui convient jusqu'à l'arrivée du médecin.

Brûlures. Les brûlures sont des accidents communs et de tous les jours, qui occasionnent des douleurs atroces et capables chez les enfants et les femmes très-nerveuses de provoquer des mouvements convulsifs.

Quel que soit le degré de la brûlure, qu'il y ait rubéfaction, vésicules ou mortification plus ou moins profonde des tissus, peu importe, n'appliquez sur la partie brûlée ni eaux, ni onguents, ni autres ingrédients dont les recettes sont si familières aux commères, mais recouvrez-la immédiatement et à même d'un morceau de ouate de coton. Ce moyen jouit d'une efficacité merveilleuse pour calmer la douleur et amener promptement et sans difformité la guérison des brûlures les plus graves.

Coups, chutes. Un coup violent, — une chute d'un lieu élevé ou d'une voiture lancée au galop, communiquent aux centres nerveux un ébranlement, *une commotion,* dont les conséquences sont la perte de la parole, du mouvement et du sentiment.

Relevez le blessé; relâchez ses vêtements; mettez-le avec précaution, la tête haute, sur un brancard recouvert d'un matelas ou de paille. Arrivé à son lieu de destination, couchez-le; appliquez des cataplasmes sinapisés à ses mollets, et lui faites respirer quelques sels ou du vinaigre.

Fractures, luxations, entorses. Mettez le blessé sur un brancard; soutenez avec un mouchoir ou une serviette le membre fracturé ou luxé; transportez le malade à son domicile, et attendez ainsi le chirurgien. Gardez-vous d'exercer sur le membre aucune traction ou pression, dans le but de réduire la fracture ou la luxation : vos efforts inconsidérés pourraient aggraver le mal.

Est-ce une entorse? — plongez le pied dans un seau d'eau froide à laquelle vous ajouterez une poignée de sel de cuisine. Cependant, il faudrait s'abstenir de ce dernier moyen si le sujet était en sueur ou était une femme ayant ses menstrues.

Plaies, hémorragies. Si par suite d'une chute, d'un coup d'un instrument contondant, piquant ou tranchant, vos tissus, profondément divisés, donnent passage à un jet de sang considérable, — ne vous alarmez pas; ne mettez sur votre plaie ni persil, ni cerfeuil, ni feuilles de lis trempées dans l'eau-de-vie; bornez-vous à exercer à l'aide d'une ligature, d'un mouchoir, des doigts mêmes une compression sur les vaisseaux divisés capable d'arrêter tout écoulement de sang, et attendez ainsi un homme de l'art.

Morsure par les animaux vénimeux, enragés. Après la morsure de la vipère ou de tout autre serpent, après la morsure d'un animal enragé, — placez sur-le-champ, s'il est possible, une forte ligature, entre la partie mordue et le cœur; lavez la plaie avec de l'ammoniaque liquide; appliquez dessus une ventouse, et faites boire au blessé un verre d'eau sucrée dans laquelle vous verserez quelques gouttes d'ammoniaque. — Attendez: — si le médecin tarde trop à venir, n'hésitez pas, cautérisez profondément la plaie avec un fer rouge.

FIN.

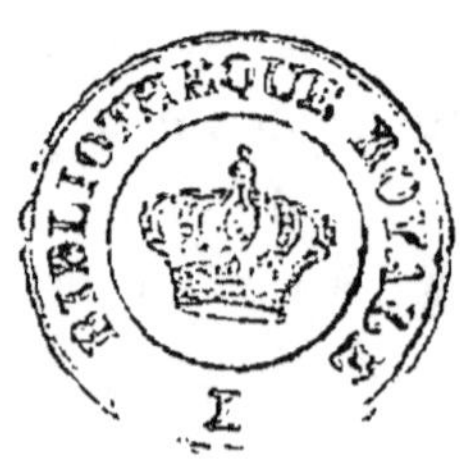

DES MATIÈRES.

A

Accidents imprévus qui exigent un secours
immédiat. 223
Administration des médicaments. 147
— des médicaments internes. . . 148
— des pilules 149
— des potions. 150
— des poudres. 149
— des purgatifs 152
— des tisanes 148
— des vomitifs. 151
Administration des médicaments externes . . 154
Administration des médicaments (Observa-
tions générales sur l') . . . . , . 154
Administration des médicaments (Cas qui doivent faire suspendre l') 155
Aliments : leur préparation 172
— leur administration. 185
Aliments des femmes en couches 208
Aliments (Cas qui doivent faire suspendre
l'administration des) 187
Apoplexie : premiers secours à donner 224
Asphyxie. 224
Asphyxie par submersion (Noyés) 225
— par strangulation (Pendus, étranglés) 225
— par la vapeur du charbon 225
— par le plomb. 226
Arrowroot au lait 179

B

Bains : bains généraux. 81
Bains (Demi) 85

Bains de siége. 85
Bandes : manière de les faire. 120
Baptême (Repas du) ; il faut le surveiller . . 210
Boissons du malade. 48
— des femmes en couches. 208
— des enfants nouveau-nés. 215
Bouillon 174
— de bœuf. 174
— aux herbes 72
— de veau. 72
— de mou de veau. 72
— de poulet. 72
— d'écrevisse 72
— de tortue. 72
— de grenouille 72
Brûlures : premiers secours à donner 230

C

Catalepsie : premiers secours à donner. . . . 224
Cataplasmes 90
Cataplasmes (Principales règles à observer
pour la préparation des) 91
Cataplasmes (Manière d'appliquer et de lever
les) 94
Cataplasmes sinapisés. 98
Causes premières , causes occultes 22
Cautères : manière de les panser 113
Chambre de malade ; sa disposition ; ses qua-
lités 43
Charpie ; sa préparation. 120
Chauffoirs , linges des accouchées. 206
Chocolat 182
Choix du médecin 17
— du pharmacien 33
— du garde-malade 38
— du ministre religieux 170
Chutes : premiers secours à donner 230
Citronade : sa préparation. 72
Coliques : premiers secours à donner 227

Coma ; ne point le confondre avec le sommeil. 143
Coma : premiers secours à donner. 224
Compresses ; leur préparation 120
Conduite du garde-malade , envers lui-même. 123
   — du garde-malade envers les médecins 124
   — du garde-malade envers les ma-
     lades. 125
   — du garde-malade envers les visi-
     teurs importuns, les personnes indiscrètes,
     les donneurs de nouvelles. 126
Conduite du garde-malade eu égard aux phé-
     nomènes des maladies. 130
Consultations gratuites données par les phar-
     maciens 35
Consultations médicales. 157
Convalescence 172
Convulsions des enfants : premiers secours à
     donner. 226
Convulsifs (Mouvements) : premiers secours
     à donner. 226
Contagion 217
Contagieuses (Maladies). 218
Cordon ombilical : manière de le lier et le
     couper. 205
Cordon ombilical : manière de le panser. . . . 213
   —   — époque de sa chute 215
   —   — pansement de la petite plaie
     qui résulte de sa chute . 215
Côtelette de veau grillée 184
   — de veau en papillotte. 184
   — de mouton grillée. 184
   — de mouton en papillotte. 185
Coups : premiers secours à donner. 230
Crachats des malades. 139
Cris des enfants nouveau-nés 216

D

Danger des inhumations précipitées. 197
Décoction. 49

Défaut de contraction musculaire sous l'influence galvanique. 191
Dégénérescence de l'espèce humaine : ses causes. 8
Délire : conduite à tenir envers les malades en délire. 144
Devoirs envers les morts. 189
Doctrines médicales. 26

E

Eau : caractères de l'eau potable. 53
Eau : ses usages. 56
Eclectisme. 27
Empoisonnement : premiers secours à donner. 231
Enfant nouveau-né. 211
    —   manière de le recevoir des mains de l'accoucheur, et de le laver. 211
    —   manière de l'habiller. . . 212
    —   manière de l'emmaillotter. 213
Enfants : la propreté leur est nécessaire. . . . 214
    — leurs boissons. 215
    — leurs cris. 216
    — il ne faut point leur donner de sirop diacode. 216
Entorse : premiers secours à donner. 231
Epilepsie : premiers secours à donner. . . . 226
Evacuations alvines des malades. 131

F

Fantaisies des malades. 154
Fatalité en médecine. 24
Femmes en couches (Soins relatifs aux). . . 201
    — leurs aliments et leurs boissons. 208
    — il faut ménager leur moral. 207
    — temps qu'elles doivent rester au lit. 210

Fomentations. 89
Folie. 144
Fractures : premiers secours à donner. . . . 231
Frictions. 88

G

Garde-malade. 37
—   ses qualités, son choix. . . . 38
—   ses devoirs. 125
—   dangereux et qu'il faut ren-
         voyer. 124
Gelée de viande. 175

H

Hémorrhagies : premiers secours à donner. . 231
Hernie étranglée ou engouée : premiers se-
cours à donner. 229
Hydromel simple. 70
Hydrogola. 70
Hystérie : premiers secours à donner. 226

I

Indigestion : premiers secours à donner. . . 227
Infusion. 49
Inhumations précipitées ; leur danger. 197
—   moyens de les empê-
               cher. 198
Injections. 174
Introduction. 7
Ivresse : premiers secours à donner. 224

J

Jugement (Du) en médecine ; son importance. 27

L

Lait de poule. 180
Lait (Petit) ; sa préparation. 70
Lavements : manière de les donner et de les
préparer. 76

Lavement de guimauve. 78
— émollient. 78
— de graine de lin. 79
— de son. 79
— de pariétaire. 79
— d'amidon. 79
— de pavot. 79
— de pavot et d'amidon. 80
— huileux. 80
— laxatif au miel. 80
— salin laxatif. 80
Léthargie : premiers secours à donner. . . . 224
Limonade minérale ; sa préparation. 71
Linges : manière de chauffer les linges des
malades. 129
Lit de malade ; sa disposition ; sa composition. 45
— des femmes en couches. 46
— des malades qui ne peuvent retenir leurs
excréments. 46
— (Manière de changer les malades de). . . . 127
— Manière de le chauffer. 129
Luxations : Premiers secours à donner. 231

M

Macération. 49
Malades pusillanimes. 155
— Manière de les soulever. 132
— Manière de les changer de linges. . . 133
Maladies imprévues qui exigent un secours
immédiat. 223
Maladies contagieuses. 218
Manuluves. 85
Médecine — créée par Dieu. 17
— la plus nécessaire des sciences
humaines. 18
— (la) est une science et non un
tissu d'erreurs. 19
— Services qu'elle rend tous les jours 24
Médecin (Définition du). 19

Médecin de son choix...................... 17
— (Caractères du vrai).............. 29
— ivrogne........................... 29
— impudique......................... 29
— joueur............................ 29
— impie............................. 30
— ignare............................ 30
— systématique...................... 30
— fataliste......................... 30
Mixtion................................... 50
Morsure par les animaux vénimeux, enragés :
Premiers secours à donner.............. 232
Mort (de la) ; de ses signes ; devoirs envers les
morts 188
Mort réelle ; ses signes.................. 190
Mort apparente ; ses signes............... 195
Moyens propres à ranimer les personnes frap-
pées de mort apparente................. 196

N

Noyés : Premiers secours à donner 225

O

OEufs au lait............................. 180
— au bouillon....................... 180
— à la coque........................ 181
— brouillés......................... 181
Omelette.................................. 181
Oppressés (Manière d'aider les malades)..... 140
Orangeade ; sa préparation................ 72

P

Panade ; sa préparation................... 178
Pansements (Généralités sur les)............ 119
Pédiluves (Bains de pieds)................. 86
Pendus : Premiers secours à donner........ 225
Pharmacien ; ses qualités ; son choix........ 33
Pharmaciens (Consultations gratuites des).... 35

Pigeon rôti...................................... 185
Plaies : Premiers secours à donner.......... 231
Poisson au bleu................................. 182
    —   frit................................... 183
Poissons propres aux convalescents.......... 184
Potages... 176
Potages gras.................................... 177
Potage — au pain (soupe).................... 177
    —   au riz............................ 177
    —   au vermicelle.................... 177
    —   à la semoule.................... 178
    —   au sagou........................ 178
    —   au salep........................ 178
    —   au tapioka...................... 178
    —   à l'arrowroot................... 178
    —   aux herbes (soupe à l'oseille)..... 179
Potages   au lait........................... 179
Poulet rôti..................................... 185
Précautions que l'on doit prendre pour se pré-
    server des maladies contagieuses 217
Précautions concernant le malade........... 218
Précautions relatives au garde-malade....... 220
Préface....................................... 1
Préparation des tisanes....................... 50
    —   des lavements.................... 78
    —   des bains........................ 84
    —   des cataplasmes................. 91
    —   des sinapismes.................. 97
    —   des aliments.................... 172
Propreté nécessaire aux malades............ 127
    —   aux femmes en couches.. 208
    —   aux enfants nouveau-nés. 214
Putréfaction................................... 193
Purgatifs (Administration des)............... 152

R

Relevailles ; précautions à prendre......... 210
Repas du baptême dangereux pour les femmes
    en couches.................................. 210

Repos nécessaire aux accouchées.......... 207
Rigidité cadavérique..................... 192
Riz au lait............................. 179

S

Sagou au lait.......................... 179
Salep au lait.......................... 179
Sangsues ; leur choix ; leur application...... 100
—   Manière de faire saigner les piqûres 105
—   Manière d'arrêter l'écoulement san-
       guin......................... 106
—   Moyens de les rendre propres à plu-
       sieurs succions............... 107
Secours religieux : leur influence dans le trai-
    tement des maladies morales............ 165
Semoule au lait........................ 179
Séton : Manière de le panser.............. 117
Signes de la mort réelle................... 190
—   de la mort apparente.............. 195
Sinapismes ; leur préparation........... 95
Sirop diacode nuisible aux enfants nouveau-
   nés............................. 216
Soins concernant les vomissements......... 130
—   les évacuations alvines 131
—   les urines............... 134
—   la sueur................ 135
—   les affections de poitrine,
        toux, crachats.......... 139
—   le sommeil.............. 142
—   le délire, la folie.......... 144
Soins spéciaux relatifs aux femmes en couches
   et aux enfants nouveau-nés............. 201
Soins avant l'accouchement................ 202
—   après l'accouchement.............. 205
Solution.............................. 50
Solution de sirop de groseilles ou autres sirops.............................. 71
Sommeil des accouchées.................. 207
—   des malades..................... 142

Somnambules 143
Soupe au lait 179
Sueur : Soins qu'elle réclame 135
Superpurgation 153
Sympathie et antipathie pour le médecin 31
Syncope : Premiers secours à donner 224
Systèmes (des) en médecine 26

T

Tapioka au lait 179
Tisane ; définition 48
Tisanes (Règles générales sur la préparation
    des) 50
Tisanes proprement dites 60
Tisane de — absinthe 64
   — angélique 64
   — anis 65
   — anis étoilé (badiane) 65
   — *antispasmodique* 69
   — *amère* 68
   — armoise 63
   — arnica 62
   — asperge 64
   — aunée 64
   — bardane 64
   — bouillon blanc 61
   — bourrache 62
   — buis 65
   — camomille romaine 62
   — canne de Provence 65
   — capillaire 63
   — centaurée (petite) 62
   — chardon bénit 63
   — chardon roland 64
   — chicorée (feuilles) 63
   — chicorée (racines) 64
   — chiendent 65
   — *commune* 67
   — consoude (grande) 65

Tisane de — coquelicots................... 62
— coriandre.................... 65
— cumin....................... 65
— dattes....................... 66
— *diurétique*................... 68
— figues....................... 66
— fougère mâle................. 64
— fraisier..................... 64
— fumeterre................... 63
— genévrier (baies de genièvre)... 65
— gomme (eau de gomme)...... 66
— gruau...................... 66
— guimauve................... 64
— houblon.................... 62
— hysope..................... 63
— jujubes..................... 66
— lavande.................... 64
— lierre terrestre............. 63
— lin (graine de)............. 65
— marrube................... 63
— matricaire.................. 62
— mauve..................... 62
— mélisse.................... 63
— menthe poivrée............. 64
— oranger (feuilles).......... 63
— orge (*eau d'orge*)........... 66
— ortie blanche.............. 62
— pariétaire................. 63
— patience................... 64
— *pectorale*................. 67
— pensée sauvage............. 63
— polygala de Virginie........ 65
— pruneaux................. 66
— raifort fraîche............. 64
— raisins secs............... 66
— riz....................... 66
— romarin................... 64
— roses rouges.............. 62
— saponaire (feuilles)........ 63

Tisane de — saponaire (racines)............ 64
— sassafras................... 65
— sauge (petite)............... 63
— scabieuse................... 63
— *sudorifique*............... 69
— sureau..................... 62
— thé........................ 63
— tilleul..................... 62
— turquette.................. 63
— tussilage.................. 62
— valériane sauvage.......... 64
— véronique................. 63
— violette................... 62
Thé (Infusion de)..................... 63
Toux, crachats....................... 139

U

Urines des malades 134

V

Vésicatoires : Manière de les poser et de les
panser............................ 109
Vermicelle au lait..................... 179
Vin chaud sucré et autres liqueurs spiritueuses
nuisibles aux femmes en couches........ 208
Vomissements : Manière d'aider les personnes
qui vomissent..................... 130
Vomitifs (Administration des)............ 151

FIN DE LA TABLE.

Impr. de H. Vrayet de Surcy et Cie, rue de Sèvres, 37.